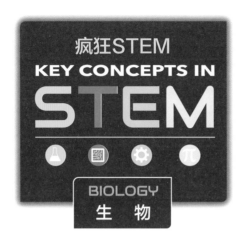

疯狂STEM

KEY CONCEPTS IN
STEM

BIOLOGY
生 物

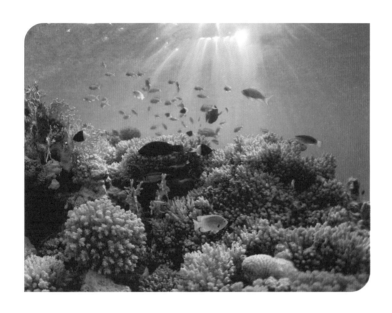

生态学
ECOLOGY

U0281168

英国 Brown Bear Books　著

朱肖琪　译

曲思满　审校

电子工业出版社.
Publishing House of Electronics Industry
北京 · BEIJING

Original Title: BIOLOGY: ECOLOGY

Copyright © 2020 Brown Bear Books Ltd

BROWN BEAR BOOKS

Devised and produced by Brown Bear Books Ltd,

Unit 1/D, Leroy House, 436 Essex Road, London

N1 3QP, United Kingdom

Chinese Simplified Character rights arranged through Media Solutions Ltd Tokyo

Japan (info@mediasolutions.jp)

本书中文简体版专有出版权授予电子工业出版社。未经许可，不得以任何方式复制或抄袭本书的任何部分。

版权贸易合同登记号　图字：01-2021-6687

图书在版编目（CIP）数据

生态学 / 英国 Brown Bear Books 著；朱肖琪译 . —北京：电子工业出版社，2022.9
（疯狂 STEM. 生物）
ISBN 978-7-121-42741-1

Ⅰ . ①生… Ⅱ . ①英… ②朱… Ⅲ . ①生态学－青少年读物 Ⅳ . ①Q14-49

中国版本图书馆 CIP 数据核字（2022）第 037310 号

审图号：GS 京（2022）0457 号
本书插图系原文插图。

责任编辑：郭景瑶
文字编辑：刘　晓
印　　刷：北京利丰雅高长城印刷有限公司
装　　订：北京利丰雅高长城印刷有限公司
出版发行：电子工业出版社
　　　　　北京市海淀区万寿路 173 信箱　邮编：100036
开　　本：787×1092　1/16　印张：20　字数：608 千字
版　　次：2022 年 9 月第 1 版
印　　次：2022 年 9 月第 1 次印刷
定　　价：188.00 元（全 5 册）

凡所购买电子工业出版社图书有缺损问题，请向购买书店调换。若书店售缺，请与本社发行部联系，联系及邮购电话：（010）88254888，88258888。
质量投诉请发邮件至 zlts@phei.com.cn，盗版侵权举报请发邮件至 dbqq@phei.com.cn。
本书咨询联系方式：（010）88254210，influence@phei.com.cn，微信号：yingxianglibook。

"疯狂STEM"丛书简介

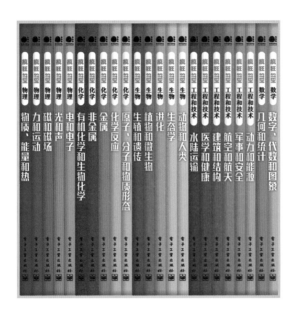

STEM是科学（Science）、技术（Technology）、工程（Engineering）、数学（Mathematics）四门学科英文首字母的缩写。STEM教育就是将科学、技术、工程和数学进行跨学科融合，让孩子们通过项目探究和动手实践，以富有创造性的方式进行学习。

本丛书立足STEM教育理念，从五个主要领域（物理、化学、生物、工程和技术、数学）出发，探索23个子领域，努力做到全方位、多学科的知识融会贯通，培养孩子们的科学素养，提升孩子们实际动手和解决问题的能力，将科学和理性融于生活。

从神秘的物质世界、奇妙的化学元素、不可思议的微观粒子、令人震撼的生命体到浩瀚的宇宙、唯美的数学、日新月异的技术……本丛书带领孩子们穿越人类认知的历史，沿着时间轴，用科学的眼光看待一切，了解我们赖以生存的世界是如何运转的。

本丛书精美的文字、易读的文风、丰富的信息图、珍贵的照片，让孩子们仿佛置身于浩瀚的科学图书馆。小到小学生，大到高中生，这套书会伴随孩子们成长。

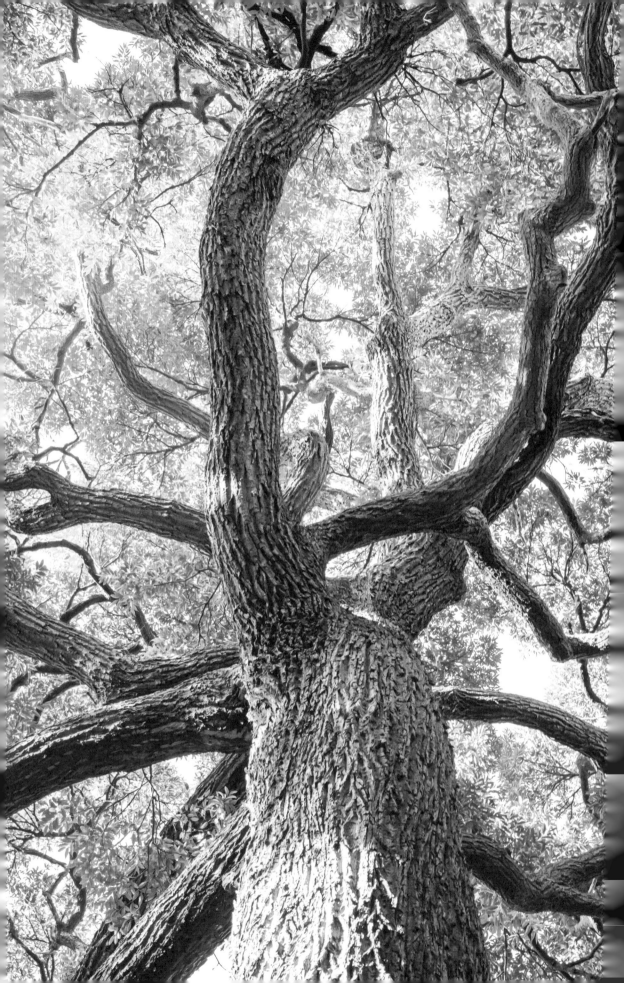

目录

生态学是什么

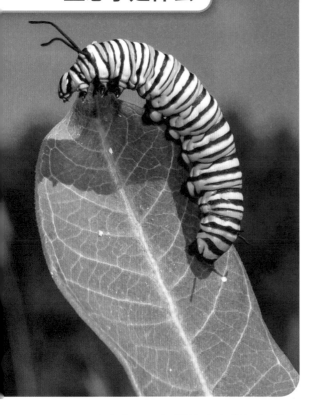

生态学是一门描述大自然运行模式的学科，这门学科主要研究的是自然界所有生物物种之间及它们与所处自然环境之间的相互关系。

在自然界中，每一个生命体都必须依赖其他的事物生存。比如，生活在公园里的麻雀以昆虫为食，昆虫又以植物种子作为食物，而种子又得找到适宜的场所生根发芽；此外，麻雀和昆虫也需要呼吸空气、喝水，甚至需要找到一个合适的地方产卵、繁育后代。在上述生态关系网中，麻雀位于由所有相关的动植物物种及周围环境形成的关系网的中心。生态学正是这样一门研究在生态网中各个物种及物种与所处环境关系的学科。如上所述，生态学的研究不只关注麻雀这样的单个物种本身，还关注物种与环境之间的相互作用。

食物链与食物网

食物链是生态学中最基本的概念之一。绿色植物通过水、阳光及空气中的二氧化碳，以光合作用的方式合成糖类。动物无法进行光合作用，因此必须以植物或其他动物作为食物来源以获取能量。比如，在一个简

毛毛虫食用树叶后，又被小鸟吃掉。这条由树叶、毛毛虫、小鸟组成的食物链条被科学家定义为食物链。

食物网

这张图展示了一个迷你森林生态系统中的食物网结构。在一条单一的食物链中，每种植物或动物仅为另一种动物提供食物；而在食物网中，每种植物为多种昆虫、蠕虫或其他的小动物提供食物；而这些昆虫、蠕虫或小动物则又为更大一点的动物（如猫、鼹鼠等），以及不同类型的鸟提供食物。因此，食物网的结构比单一的食物链更加复杂。

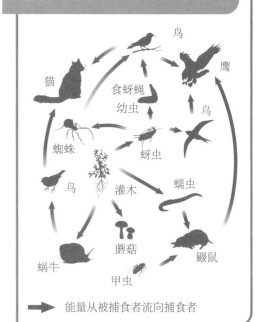

➡ 能量从被捕食者流向捕食者

单的食物链中，毛毛虫食用树叶后将其转化为毛毛虫肉，小鸟又以毛毛虫肉为食，而小鸟自己又可能被鹰吃掉。此外，毛毛虫往往也可能会被其他昆虫捕食。大多数食物链并非只是简单的单一链条。通常情况下，很多条不同的食物链相互交织，形成一张复杂的食物网。

栖息地和生态位

在自然界中，绝大多数动物、植物，以及其他生命形式无一不在艰难地生存着。在每个栖息地，只有获得最佳适应能力的物种才能活得足够久，并且得以繁衍生存。以上这一过程被称为"自然选择"，这是一切生物进化的基础。例如，一条小鱼在池塘里可以很好地生存，但若是在沙漠中，它很快就会死掉；蜥蜴通常生活在沙漠中，但是如果生活在北极，它很快就会被冻死。因此，自然界中的生物在非自然栖息地很难正常生存，即便可以存活下来，它们的存活状态一

北极熊天生具有厚厚的皮毛，因此可以非常好地适应北极极度寒冷的气候。

试一试

编织一张食物网

尝试列出在自家后院或当地公园生活的所有动物的名单。一定记得要包括所有的昆虫、哺乳动物、鸟类、有鳞片的动物，以及其他一些小动物。然后，到书本中查阅，看看这些动物分别以什么为食。最后，参照本书第6页中所展示的食物网，尝试把它们放到一起画一个食物网。请注意：这个食物网也许会非常复杂。

般来说也不如原本就在该栖息地生存的其他生物。随着时间的推移，这些外来生物大多会被淘汰。幸运的是，大自然赋予了每个物种独特的优势，以使其适合定居于特定的环境。我们将生物赖以生存的家园称作"栖息地"，其可以是遍布岩石的海岸边，也可以是气候湿润的热带雨林。此外，在生态系统或群落中，一个物种与其他物种相关联的特定时间位置、空间位置和功能地位，就是该物种的生态位。比如，在同一栖息地，某些鸟吃大一点的水果，而另一些鸟则以昆虫为食，我们则称这两种鸟占据不同的生态位。

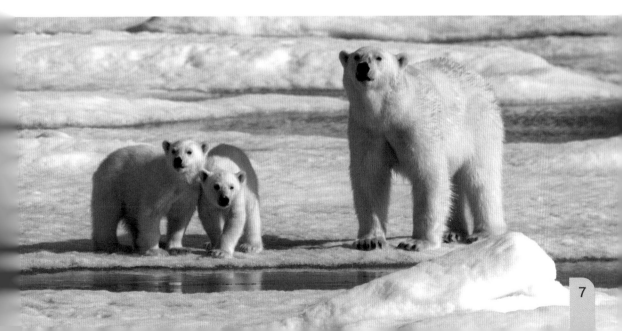

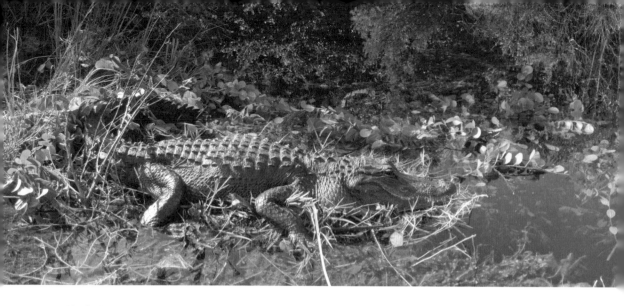

从种群到群落

一个生态位只能被一个物种占据。假设捕食者只有梭鱼，那么一个小湖里的食物可能只够一条大的梭鱼食用。但是，如果在一个大一点的湖里，可能就会有足够的食物供给多条梭鱼，这些梭鱼就形成了一个种群。一个种群中的所有动物都属于同一物种并占据同一生态位，并且可与其他种群一起形成群落。通常情况下，我们将在相同时间聚集在一定地域或生境中的各种生物种群的集合称为"群落"。

> ### 试一试
>
> #### 创建一个属于自己的生态系统
>
> 在一个玻璃瓶里创建一个属于自己的迷你生态系统。首先，在夏天来临时，从池塘里收集一些水。用从池塘中收集来的水装满瓶子大约四分之三的体积，顺便再往瓶子中添加一些池塘里的泥巴，2.5～3cm厚即可。然后，从池塘里取或在宠物店里买一些水生植物放进去。将玻璃瓶置于阳台上，每天检查一下玻璃瓶的状态。瓶子中的水生植物会在光合作用的过程中不断产生氧气。等到水变清澈的那一天，你会被眼前的景象震惊。此时，生命已经开始在这个环境中繁衍了。

如果一片沼泽中的其他动植物离开了它们的栖息地，那么生存于同一沼泽中的鳄鱼也一定会受到影响。

生态系统

一个群落包含许多生物，其中有植物、动物，以及细菌、真菌等微生物。这些生物共享它们赖以生存的物理环境，如气候、土壤、裸露的岩石、岬角或沙滩等。想象一下这样的画面，一条河流或缓慢而泥泞，或迅速而波光粼粼。

群落以多种形式与它们的生存环境相互影响、相互制约，并在一定时期内处于相对稳定的动态平衡中。然而，这些相互作用往往也影响着周边群落中种群的生活。例如，河口处的水（海水与淡水混合）太咸，所以大多数河边的植物不能在河口附近生长。通常情况下，只有高度耐盐的植物才能生长在河口浅滩，这样就形成了盐沼群落。像以上这样，在一定空间和时间范围内，生物与其非生物环境通过不断进行能量流动、物质循环和信息传递而形成的相互作用、相互依存的统一整体，就被称为"生态系统"。

生物群区

任何一个群落与其环境都可以组成一

个独立的生态系统。比如，一个小池塘就是一个生态系统，因为在这个生态系统中，所有的分解者、消费者和生产者可以产生除水外一切它们所需要的东西。生产者主要通过光合作用产生消费者需要的氧气和食物；反过来，消费者呼吸产生的二氧化碳和代谢产生的废物又可供生产者在光合作用时使用。同样，森林也可以是生态系统。森林、草原、海洋及沙漠覆盖了地球上绝大部分地区。这些地区地域广阔，拥有自己独特的气候和生物，所以它们常常会形成巨大的生态系统，也被称为"生物群区"。比如，所有的沙漠在地球上形成一个荒漠群区；所有的热带森林形成一个热带雨林群区。

科学词汇

食物链： 生物之间能量和营养的传递链条。能量每流动一级就会损失一部分。

食物网： 食物链之间复杂的交叉联系形成的网络。

生产者： 能利用无机物质合成有机物质的生物，它们是自养者。

消费者： 生态系统中只能以生产者生产出来的有机物为营养来获得能量、维持自身活动的动物、某些腐生和寄生的菌类。

分解者： 以动植物残体、排泄物中的有机物质为生命活动能源，并把复杂的有机物逐步分解为简单的无机物的生物。

小生境和生物群区

大多数生境由很多小生境组成。小生境指生物周围与其发生密切联系的很小范围内的具体生境。小生境没有特定的界限，只是一个相对的概念，如森林的地面、树上的洞或树的不同层面。一片森林通常有多种树，其中的每棵树都以不同的方式支持着这片森林中的群落。在森林的不同层面也有着多个不同的群落。比如，有的群落生活在森林的草本层，有的生活在灌木层，还有一些群落则生活在乔木层。热带森林通常有两个或三个乔木层。森林层面越多，催生的群落就越多。这个过程大大增加了生物多样性。

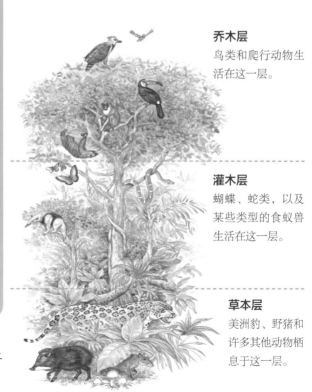

乔木层
鸟类和爬行动物生活在这一层。

灌木层
蝴蝶、蛇类，以及某些类型的食蚁兽生活在这一层。

草本层
美洲豹、野猪和许多其他动物栖息于这一层。

在森林草木层、灌木层和乔木层，生活着不同的动物。

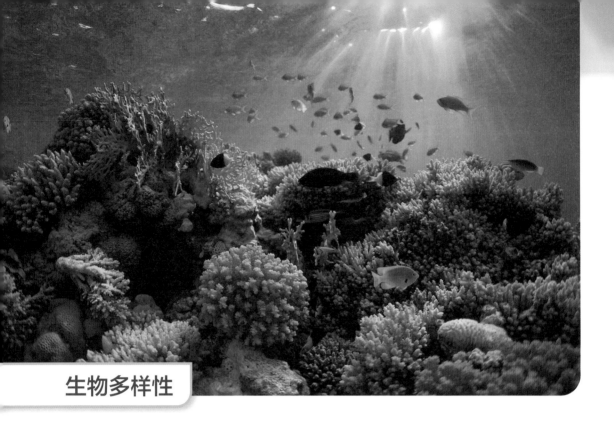

生物多样性

地球上已经发现的生物有200多万种，范围从微小的细菌到巨大的蓝鲸。

然而，大多数生物学家认为，地球上的物种可能多达900万种。目前，每年新命名的生物有上万种，其中大多数是昆虫和其他的一些小生物。

瑞典植物学家卡尔·冯·林奈（Carl von Linné）引入了"物种"这一至今仍被使用的生物分类基本单位。之后，生物学家便致力于将生物多样性按某种形式进行有序的排列和组合。物种是一群特殊的生物，例如猎豹、土拨鼠。虽然每个物种中的单个动物或单个植物都是不同的，但是相较于其他物种的个体，同一物种的个体外观明显更为接近，并且通常只有同一物种的个体才能交配并产生可繁衍的后代。

为了更好地理解物种之间的关系，生物学家将物种分为几类。按照最常见的分类方式，生物界可以分为五个界：植物界、动物界、真菌界、原生生物界及原核生物界。

珊瑚礁中的生物种类之多令人咋舌。珊瑚礁仅占世界海洋表面的不到1%，却有超过25%的海洋生物栖息于此。

其中，前四界整体可以被定义为真核生物域。所有真核生物的细胞都包含一个由膜包裹的细胞核，并由细胞核来传递遗传信息。真核生物细胞中还包含被称作"细胞器"的亚细胞单位。在所有真核生物的细胞中，各个部分分工明确，并完美地相互配合完成复杂的生命活动。

原核生物没有细胞核，唯一的细胞器是核糖体。

有密切关联的物种整体可以被称为"属"。相互关联的属的集合可进一步被定义为"科"。比如，所有不同属的猫类动物均属于猫科。

关系较为密切的不同的科放在一起则被称为"目"。比如，将肉食动物科中所有具有四颗锋利颊齿的食肉动物（如猫、狗等）统称为"食肉目"。

相关的目整合到一起则被称为"纲"，

如哺乳动物纲。关系较为接近的纲的集合则被称为"门"。每个门中的生物都具备一些特定的特征。例如，节肢动物门包含至少100万种无脊椎动物。无脊椎动物就是那些没有脊椎骨的动物，如蜘蛛、螃蟹等。虽然这些节肢动物看起来很不一样，但是它们有一个共同的特点：拥有一个比较硬的外壳。这种外壳被称为"外骨骼"。除此之外，节肢动物还有可以形成腿的关节附件及口器和触角。

分类

这张图展示了灰狼在动物界不同层级中的位置。第一层为动物界。所有的动物都需要找到它们自己的食物。第二层为脊索动物门。脊索动物门的所有动物都有棒状的脊索。在一群被称为"脊椎动物"的脊索动物中，脊索最终形成了脊柱。第三层为哺乳纲。自然界中大多数哺乳动物有毛发，并且所有雌性的哺乳动物都会为幼年动物哺乳。第四层为食肉目。食肉目的哺乳动物有四颗尖锐的颊齿。第五层为犬科。自然界中所有狗、狼及狐狸均属于犬科。第六层为犬属，灰狼属于犬属中的一个物种。第七层便为灰狼这一物种。

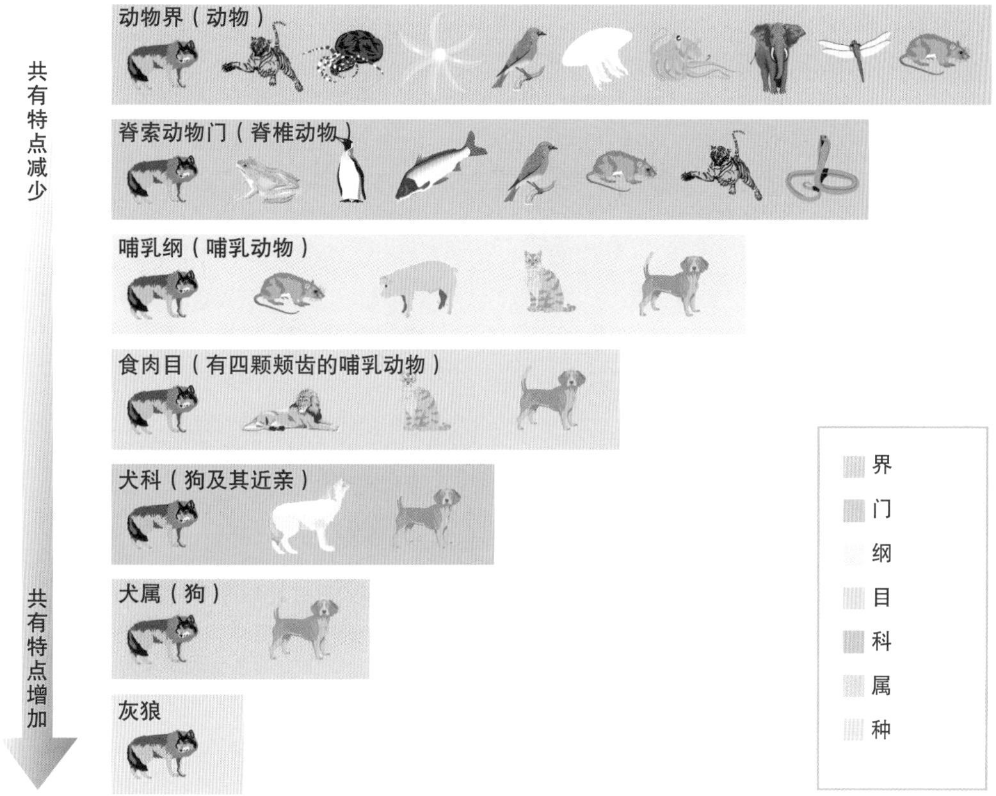

共有特点减少 →

动物界（动物）

脊索动物门（脊椎动物）

哺乳纲（哺乳动物）

食肉目（有四颗颊齿的哺乳动物）

犬科（狗及其近亲）

犬属（狗）

灰狼

共有特点增加 →

界
门
纲
目
科
属
种

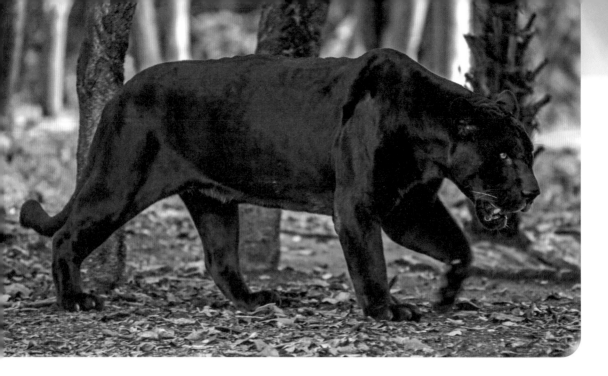

例外

事实上，并非所有生物都可以完美地对应到"界门纲目"这套分类系统中。许多动物（如昆虫、蛇等），可能会有一些如亚类或亚边界的分类。越来越多新发现的物种迫使生物学家不得不重新考虑生物的分类，如添加新的级别或将一个物种移到另一个分类中。即使那些已经确定的、遵循由低到高层级结构的系统，也有可能改变。

1950 年，德国的昆虫学家 Willi Hennig（1913−1976 年）引入了"支序系统学"的概念。"支序系统学"这个词来源于希腊语中的"分支"一词。支序分类中的分叉网络可以帮助我们清晰地追踪一个物种的进化路径。

支序系统学通过比较大量物种的特征，建立了物种的进化图谱，并将图谱绘制成了家系树。这种家系树就被称为"进化树"。进化树可以形象地展示一组生物在进化中的所有节点，如一些特别关键的特征第一次出现的时间节点。进化树有许多分支，这些分支被称为"进化支"。每次进化都始

黑豹是豹子皮肤发生改变而产生的变体。黑豹和普通的豹子属于同一物种。此外，黑美洲豹也被称为"黑豹"。

物种的命名和分类

在很多年前，博物学家们认为，自然界中的一些生命形式是极为相似的，而另一些则完全不同。然而，在瑞典植物学家卡尔·冯·林奈发明生物的命名和分类系统之前，我们并没有一个很合理的系统来解释这一现象。冯·林奈巧妙地引入了双重结构命名法来为每个物种命名，即"二名法"。该命名法可以将每一个物种分配到一个大的分级系统中。

在该分级系统中，每个物种的名字都由两部分组成。第一部分是一个与"近亲属"共享的属名，第二部分则是该物种具体的名称，仅指这个唯一的物种。比如，豹的学名是 *Panthera pardus*，其中第一个词指大多数大型猫科动物的属名，而后一个词则仅指豹。

于一个共同的交叉点，即有一个共同的祖先，随后，由该节点分支到所有具有该相同关键特征的后代。比如，猫科动物的进化树

我们该如何定义一个物种

1942年，德国生物学家Ernst Mayr（1904−2005年）提出，同一物种内的个体不与其他物种的个体交配，或与之交配后不能产生具有生殖能力的后代。比如，一头狮子可以与其他狮子交配，但是不能与鬣狗交配。这非常清楚地解释了为什么物种是独立的。但是，这个概念不包括进行无性生殖的物种，也就是说，无性生殖物种可以通过基因交换的方式形成新的物种。事实上，一般情况下，只有细菌有时会交换基因。有时不同的物种也可能繁殖产生杂交种，小麦就是两种不同植物的杂交品种。

显示，豹子、家猫及它们的近亲都由一个共同的祖先进化而来；犬科动物的进化树则显示，狐狸、狗、狼等动物由同一个祖先进化而来。

与绘制传统的家系树不同，利用分类法编制家系树时，并不会试图追溯被研究对象群体始祖进化出现之前的"共同祖征"。例如，哺乳动物具有的脊椎骨在鱼类或其他爬行动物身上也会出现，这一现象被称为"共同祖征"。相反，分类法关注的是被研究对象第一次出现时具有的新特征。这种现象被称为"共同衍征"。在哺乳动物中，毛发就是一个典型的"共同衍征"。在这一体系里，生物学家在绘制进化树的过程中，会试图指出不同种类的动物其特有皮毛出现的节点，这个节点即该动物进化出现的节点。

物种通常被定义为能相互繁殖、享有一个共同基因库的一群个体。"物种"这个词实际上来自拉丁语中的"外表"一词。生物学家通过他们观察到的特征进行最初的物

种鉴定。在这种方式下，物种可以简单地被认为是一群外表看起来一样的动物。因此，观察生物的形态依然是鉴定物种最简单的方式。我们可以轻易地通过浓密的红尾巴将赤狐与其他犬科动物区别开来。

但是，外表往往具有欺骗性。比如，几群生活在非洲不同地区的平原斑马种群，尽管从外表上看起来它们并不相同，但实际上它们是同一物种。因为，这些不同的种群可以交配产生具有生殖能力的后代。因此，像这些看上去不相似，但实际上却是同一物种的种群被称为"亚种"。此外，这种欺骗性还往往表现为一些动物虽然看起来很相似，但实际上却是不同的物种。这是因为它们为了适应位于不同地区但条件相似的栖息地而产生了趋同进化。

生物多样性

地球上的生物种类多到令人惊讶，在海洋中、陆地上，甚至在土壤里有着多达数

赤狐是家犬的野生近亲之一，它们都是犬科家族的成员。

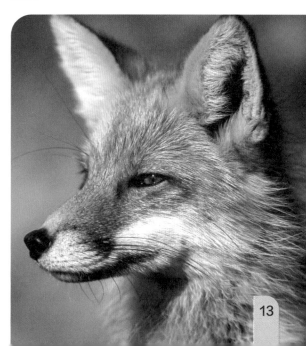

百万种不同的物种。最新的研究表明，地球上植物的种类超过32万种，哺乳动物有超过5400种，鸟类有10200种，爬行动物有10500种，两栖动物有8000种，鱼类多达30000种。无脊椎动物中有100多万种不同的昆虫，甚至蜘蛛就有50000多种。然而，生物学家认为，生物种类可能超过了900万种，甚至有人认为，地球上的生物可能有1500万到2000万种之多。事实上，当生命最初在地球上诞生的时候，只有单细胞的有机生命体。所有曾经在地球上出现过的生命，都是从这些单细胞的有机生命体进化而来的。

新的物种如何形成

通常情况下，当原有的一个物种受到一种物理屏障的影响而分裂成两个或更多的种群时，新的物种就出现了。上述所说的这种物理屏障种类繁多，可能是海洋，也可能是山川河流，甚至有可能是动物的行为，比如，一部分在黎明时活跃，另一部分在黄昏时活跃。如果两个种群被隔离的时间足够长，经自然变异和自然选择，种群之间无法再交配繁衍后代或产生的后代不育，那么新

真菌

蘑菇、伞菌、酵母、霉菌都是真菌。真菌在生物界是一个完全独立的界，至少有10万种不同的物种。它们不是植物，也没有叶绿素（一种吸收阳光后将光能转化为化学能的绿色色素）。基因检测结果表明，它们与动物的联系比与植物的联系更为紧密。真菌不能像植物那样依靠太阳的能量而存活，它们必须依靠植物或动物的能量才能存活。寄生性真菌从生物体那里获取营养；腐生性真菌从植物和动物的遗体上获取营养。这两类真菌都是通过释放一种叫作"酶"的化学物质来消化食物并从中获取养分和矿物质的。真菌由一种叫作"菌丝"的结构组成，它将菌丝缠结成团块状，从外界汲取营养，从外观上看，它就像一团伸展的棉花纤维。大量菌丝一起形成的结构被称为"菌丝体"。有时，菌丝也会结在一起形成一种肉眼可见的实体，如伞菌，或者形成针头状结构。我们在腐烂的水果上看到的霉菌就属于这种结构。

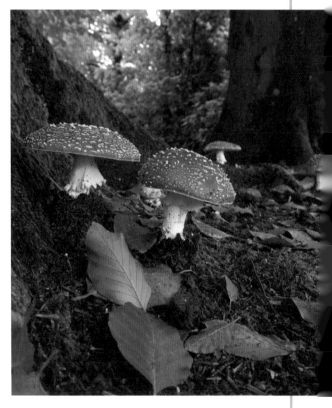

飞行伞菌鲜红色的帽子似乎在警告动物，该伞菌有毒，不能食用。

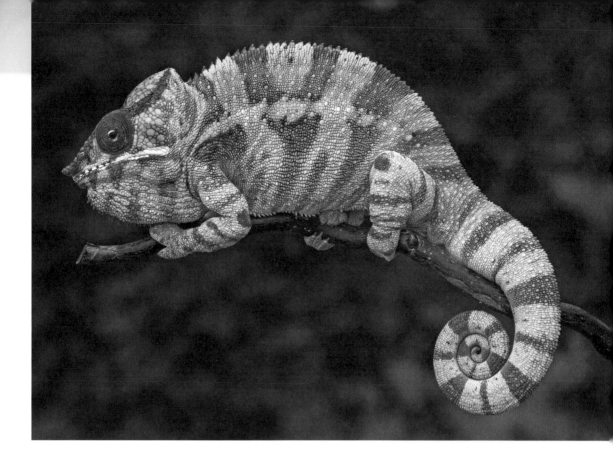

人们从马达加斯加多样化的热带生物中发现了大量蜥蜴，比如图中的这条变色龙。

的物种便形成了。以上这个生物学过程就是物种形成的过程。

最近几十年，由于人类活动日益频繁，物种的数量急剧下降。时至今日，有超过5000种物种处于濒临灭绝的危险之中，并且越来越多的物种正在遭受生存威胁。目前，世界自然保护联盟（IUCN）正在试图通过将濒临灭绝的物种列入一个濒危物种名录来避免这些物种从地球上消失。IUCN红色名录每隔几年就会更新一次。目前在这份濒危物种红色名录中，两栖动物、鲨鱼、魟鱼及针叶林是最接近灭绝的物种。同样岌岌可危的还有像热带雨林、珊瑚礁和盐沼这样完整的生物群区。

共同的祖先

将物种分到不同的级别可以让我们更容易观察不同物种之间共享的信息。英国生物学家查尔斯·达尔文（Charles Darwin，

关注热门地区

近些年来，不少生物学家将研究的兴趣集中在了热门地区的生物多样性上。自然界中的大量物种往往会集中在像马达加斯加、哥斯达黎加和菲律宾这样为数不多的热门地区。环境学家的研究表明，地球上有近一半的植物物种和超过三分之一的陆地脊椎动物分布在25个热门地区。因此，一些环保主义者认为，若事实果真如此，我们就不需要总担忧全世界各地的生物多样性被破坏，我们只要不惜一切代价保护这些热门地区的生物多样性不被人类活动破坏就可以了。

骨骼结构

不同哺乳动物的前肢外观可能不同，但它们的骨骼结构却非常相似。这种基本结构的变化恰好反映了每种动物独特的生活方式。

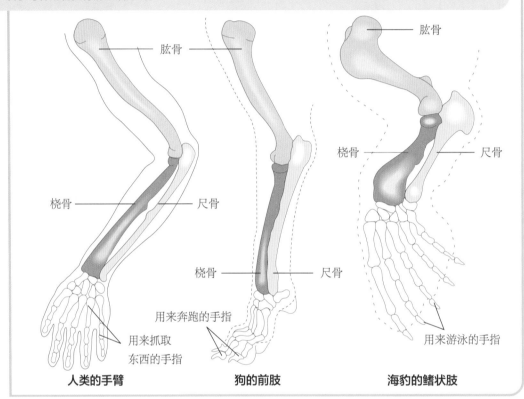

肱骨

肱骨

桡骨 ———— 尺骨

桡骨 ———— 尺骨

桡骨 ———— 尺骨

用来奔跑的手指

用来抓取东西的手指

用来游泳的手指

人类的手臂　　　　　**狗的前肢**　　　　　**海豹的鳍状肢**

1809—1882年）在1859年发表了自然选择学说。在该学说中，物种的分类高度依赖"每个物种都由一个共同的祖先进化而来"这一观点。因此，该学说认为，目前所有的哺乳动物都是大约2.25亿年前的一只哺乳动物的后代。它的后代包括最早的牙齿锋利的哺乳动物。所以，在接下来的时间里，这些哺乳动物分种后，食肉目出现了。在早期的食肉动物中有一类类似猫的动物，其后代逐渐形成了猫科，包括最终进化成豹属的一支。这一支动物中包含了狮子和其他大型猫科动物。此外，通过将动物和植物分类，科学家还建立起了动植物的种系进化树。

在生物学上，物种的形态或基因之间共享的特征被称为"同源性"。历代生物学家都致力于寻找物种间身体结构及形状上的

长长的牙、胡须及笨重的体形，使人一眼就能认出这是一只海象。雄性海象的体重能达到1.8吨。

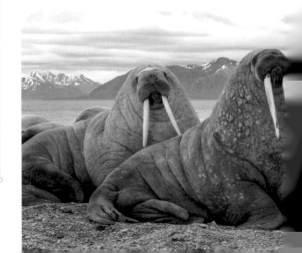

追根溯源

海象、海豹和海狮最初被分到了鳍脚亚目中。然而，随后有关它们的解剖学研究揭示了海象和海狮可能是从熊的祖先进化而来的，而海豹则可能起源于鼬类动物（如黄鼠狼、水獭及它们的近亲）。越来越多的分析也不断将鳍脚亚目中的动物与鼬类动物及其近亲紧密地联系在一起。

新技术的发展，如物种的基因测序，正在让更多的生物学家重新思考与评估传统的分类学方法是否科学。美洲的秃鹫与非洲和亚洲的秃鹫看起来非常相似。然而，20世纪90年代，科学家用DNA杂交技术比较它们的基因时发现，相较于非洲和亚洲的秃鹫，美洲的秃鹫与鹳鸟有着更为接近的亲缘关系。

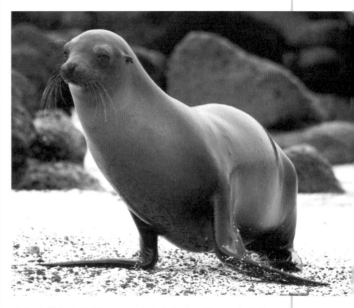

海狮的特点是能够用四只鳍状肢走路，并且没有海豹那样浓密的皮毛。

相似之处。人类的手臂、猫的前肢、鲸的鳍、蝙蝠的翅膀，看起来非常不同。然而，它们皮肤下骨骼的基本结构却非常相似。由此推断，哺乳动物基本的骨骼结构已经在进化过程中改变到足以适应每个物种自己独有的生存方式了，如有的哺乳动物擅长爬山，有的擅长长途奔跑，有的擅长游泳，有的甚至可以飞行。事实上，也并非所有的相似特征都是具有同源性的，这些特征也可能只是不相关物种在进化的过程中，面对相似的环境压力或进化条件做出的趋同进化。例如，蝙蝠和鸟都有翅膀，都可以飞翔，而且二者的翅膀相似，但是支撑它们翅膀的骨骼却完全不同。这表明，它们在进化出翅膀和飞行能力的过程中是完全独立的。

科学词汇

食肉动物：以肉类为食物的动物。

支序系统学：根据共同衍征的状态及其变异式样，研究共同祖先后裔分类单元之间系统关系的学科。

分类：被生物学家用来区分不同的生物体相关群体的方法。

细胞器：细胞内具有特定的形态、结构和功能的亚细胞结构。活细胞的细胞质内有多种细胞器。

原生生物：地球上出现最早的单细胞或简单多细胞生物的总称。

亚种：种下分类单位，通常由相对隔离的生物地理种群组成，并与其他地理种群间无生殖隔离。

自然循环

大自然的生命活动主要依赖太阳提供能量，使用的是可循环利用的原材料。这些原材料不断循环的过程即自然周期。

所有的生物都需要能量来生长和繁殖。然而，生物所需的能量几乎都来自太阳。这些能量被植物吸收，其中一部分会被植物通过光合作用转化成储存能量的食物，如淀粉。兔子之类的食草动物（以植物为食的动物）食用植物，并将植物所含能量的一部分吸收到自己的身体内。如果这些食草动物被狐狸等食肉动物捕食，能量便会再次向上传递。植物利用太阳的能量制造食物，因此可以被认为是生产者。一般来说，通过进食而

金黄色向日葵的绿叶可以利用太阳的能量来制造食物，这一过程被称为"光合作用"。

指示物种是什么

老鹰会捕食很多动物，而这些被捕食的动物则会吃掉大量的植物。如果在该过程中，某些外界的因素中断了整个食物链底层的食物供应，那么老鹰的食物就会被耗尽，于是它会离开这个地区，到其他地区去猎食。这使得老鹰成了一个很好的指示物种。老鹰的存在与否可以反映该生态系统是否健康。指示物种也可能位于食物链的底层。比如，地衣是反映生态系统是否受空气污染等不利因素影响的一个指示物种。

获得能量的动物便是消费者。所有的消费者都依赖处于食物链底层的生产者。在草原上，这些生产者主要是草。草被消费者——兔子吃掉，随后兔子被狐狸或老鹰吃掉。能量在食物链中每传递一级，都会有一大部分被消耗掉或丢失。总重量（或生物量，即

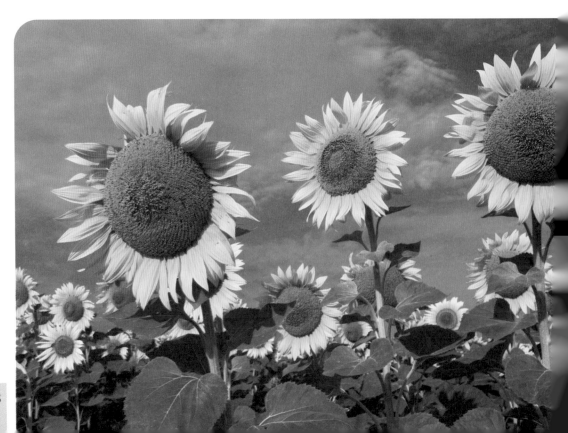

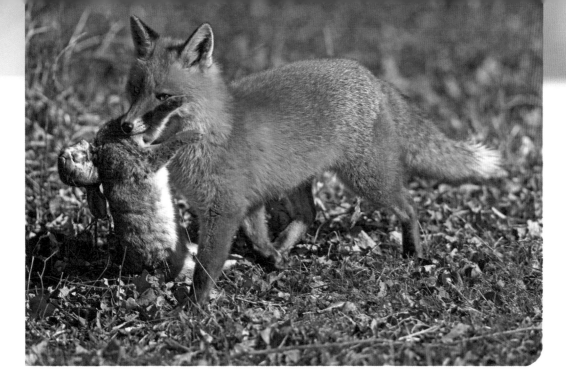

赤狐是靠近食物链顶端的食肉动物。它们的猎食对象通常是食草动物，如兔子等。

兔子吃掉的草所含有的总能量）并非全部变成了兔子肉，其中的一大部分在传递的过程中被代谢或消耗了，只有一小部分最终被储存了下来。此外，动物的消化吸收过程也并不完美，"吃"进去的所有能量并没有被完全吸收，粪便中的食物残渣里依然含有不少能量。同样的情况会发生在食物链的各个层级。因此，在一片草原上，需要大量的草来养活一大群兔子，进而用这些兔子去支撑一个狐狸群的生存。

营养级

兔子既是狐狸的猎食对象，也是老鹰的猎食对象，但奇怪的是，狐狸和老鹰却很少吃对方。生态学家认为，这可能与狐狸和老鹰在食物链中处于相同的营养级有关。兔子和老鼠以草为食，所以，草的营养级是低于兔子的。由于能量在传递过程中有所损失，所以在每个生态系统中，生物量大约1000kg的草才可以养活约100kg的兔子和老鼠，而这些生物量只能养活10kg的狐狸和老鹰。因此，在一个生态系统中，兔子的数量往往比狐狸更多。

这张图显示了包括老鹰、狐狸、兔子、老鼠及草的营养级。

狐狸和老鹰
生物量
大约10kg

兔子和老鼠
生物量大约100kg

草
生物量
大约1000kg

碳循环

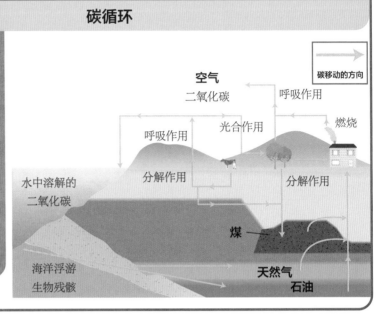

碳循环揭示了碳是如何在地球内运动的。植物通过光合作用从大气中吸收二氧化碳，并通过呼吸作用和分解作用将二氧化碳排入大气中。一些碳并未参与以上循环，而是寄存于生物体内，经过上亿年复杂的物理化学变化，变成了煤炭或别的化石燃料。之后，煤炭或化石燃料伴随着燃烧再次将二氧化碳排入大气中。

图中标注：
- 空气 二氧化碳
- 呼吸作用
- 碳移动的方向
- 光合作用
- 燃烧
- 呼吸作用
- 分解作用
- 分解作用
- 水中溶解的二氧化碳
- 煤
- 海洋浮游生物残骸
- 天然气
- 石油

碳循环

在地球上，生命的原材料一直处在循环利用的过程中。生命最重要的原材料之一就是碳元素，它是石油、煤及钻石的主要成分。碳元素具有与其他多种元素结合的能力，可以形成不同物质的分子，包括动植物的组织。

植物利用太阳能将二氧化碳及水通过光合作用合成碳水化合物，即葡萄糖和淀粉。植物利用葡萄糖，一方面进行细胞代谢，另一方面则进一步合成坚韧的植物纤维。这种植物纤维的学名是纤维素，它是植物组织的重要组成部分。

碳的释放

食草动物会消化植物中的淀粉和其他多糖，并将它们转化为一种叫"葡萄糖"的单糖。它们通过代谢葡萄糖来释放能量，并进行生命活动。动植物通过呼吸作用，将植物最先固定的太阳能转化为生命活动所需要

什么是化石燃料

当植物或动物死亡时，它们体内的碳元素通常会被其他生物循环利用，最终返回大气中。当它们的组织腐烂或被微生物分解时，这种循环就开始了。如果微生物未及时将动植物的腐烂组织分解，这些残骸被埋在地下，最终会变成富含碳元素的煤炭、石油或天然气。储存在这些化石燃料中的能量也就转变成了化学能。在这些化石燃料燃烧的过程中，化学能被释放，而其中的碳元素则以二氧化碳的形式返回大气中。

在过去的150年中，人类燃烧了大量的化石燃料，这大大增加了大气中二氧化碳的含量。研究发现，二氧化碳是一种温室气体，二氧化碳含量的增多会威胁地球生态系统平衡，导致全球气候变暖。

试一试

制造氧气

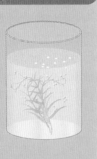

水生植物可以吸收水中溶解的二氧化碳。如果你将一束水草置于玻璃瓶中，并放在阳光下，你就可以发现水草的叶子上出现了很多小气泡。这些小气泡就是纯氧气。这是因为植物在通过光合作用将二氧化碳和水转化为糖的同时，释放出了氧气。

的能量，同时生成二氧化碳和水。这些重新释放到大气中的二氧化碳之后又会被植物吸收进行光合作用。

氮循环

前面提到，碳元素是"生命之源"，因为它可以与其他元素结合形成复杂的分子。氮元素就是这些元素中非常重要的一个，它可以与碳、氢、氧等元素结合形成蛋白质。蛋白质是动物组织的主要组成部分，对植物也非常重要。

氮气占了空气的78%，氮元素不容易与其他物质发生反应，这使得它在初始状态下对动植物几乎毫无用处。然而，在一个被称为"生物固氮"的过程中，一些微生物可以将氮转化为化合物。这些化合物被植物的根吸收利用，并进一步转化为植物组织，如三叶草和豆类。

腐烂和回收

植物可以利用氮来合成蛋白质。当动

大多数植物从土壤中获取所需的氮，但是有些植物可以"固定"大气中的氮。

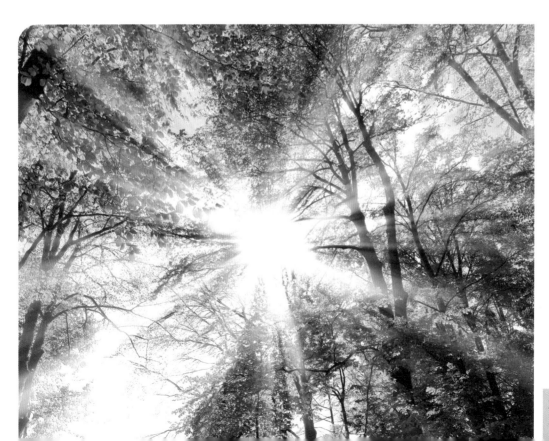

物吃植物或其他动物时，它们会消化这些蛋白质，并利用消化得到的成分制造新的蛋白质。当植物或动物死亡时，细菌等微生物就开始分解其中的蛋白质，并将分解后的含氮化合物释放到土壤中。植物从根部吸收这些含氮化合物，并将其循环利用以合成新的蛋白质。这样一来，腐烂的动植物残骸便为土壤创造了养分，而新的植物就可以在土壤中茁壮生长。

硝酸盐的污染

农民使用工厂制造的肥料中含有一种叫作"硝酸盐"的含氮化合物，它是植物生长所需的理想肥料。有机肥料必须被土壤中的细菌分解成硝酸盐才能被植物吸收，而无机肥料中的硝酸盐可以直接被植物吸收，因此见效更快。通常情况下，硝酸盐溶于水，然后被植物吸收。下雨时，硝酸盐会被雨水冲刷出田地，进入池塘和河流。池塘和河流中的藻类会在硝酸盐的作用下疯狂生长。这种疯长会严重破坏水生生态系统。因

额外的矿物质

动物需要一些植物不需要的矿物质，如钠（它是食盐的主要成分）。大多数植物不需要钠，所以几乎不从土壤中吸收钠。因此，以植物为食的动物可能无法从中摄取足够的钠。这些动物就需要通过舔食含有钠的岩石或土壤来补充钠。在秘鲁，金刚鹦鹉和其他鸟类常常舔食黏土以获取足够的钠。还有一种说法认为，这些矿物质可以帮助鸟类消除吃掉的有毒水果或种子带来的伤害。

有机肥料和无机肥料

动物粪便是由未完全消化的食物和许多消化液及细菌混合而成的。动物粪便一旦进入土壤中，就会迅速腐烂，然后释放出可以被植物吸收的含氮化合物。这是自然氮循环的一部分。农民常常将农家肥（有机肥料）撒在土地上，便是利用了这一点。粪便的分解为土壤补充了含氮化合物和磷、钾等其他营养素。这些营养素让土壤更加肥沃，让植物生长得更加茂盛。

农民也需要使用工厂生产的含有氮、钾和磷的无机肥料。这些肥料中的元素的符号是N、P和K，所以人们通常把这种肥料称为"NPK肥料"。

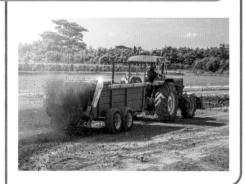

此，无机肥料的使用越来越受到环保主义者的关注。

磷循环

碳和氮主要存在于空气中，但组成生命的其他元素，如磷、钾、钙和钠，通常存在于固体矿物质中或溶解于水中。

磷是生命体所必需的，因为它是组成核酸，如脱氧核糖核酸（DNA）最主要的元素之一。除此之外，植物还需要磷来实现根系的健康生长，而动物则需要磷和钙构成

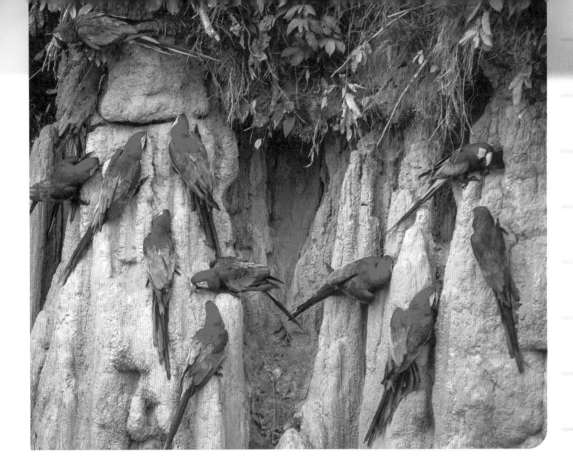

牙齿和骨骼。这两类矿物质一般存在于岩石中。当岩石风化成矿物颗粒时，它们就会成为土壤的一部分，然后，植物就可以从土壤中吸收它们，并利用它们生成自己的组织。这样，以植物为食的动物也可以摄取到磷和钙。处于食物链顶端的食肉动物自然也就能获得磷和钙。当植物和动物死亡时，它们的组织会腐烂，然后磷、钙及其他的营养元素便会返回土壤中。

岩石再循环

当雨水流经土壤并携泥沙进入小河时，磷、钙和其他矿物质会随水流一起进入江河湖海。这些矿物质可以被水生动物（如鱼类）利用。水生动物死亡后，它们的残骸会沉积到水底。在那里，矿物质逐渐堆积，最终变成了坚固的岩石。经数百万年，岩石可能会随着地壳运动被推到地表，最终形成富含矿物质的土壤。

鹦鹉原产于南美洲的热带森林。它们通过摄取储存于岩石和土壤中的盐分来补充身体代谢所需的矿物质。

科学词汇

生物量： 某一区域内（或营养级上）所有生物体包含的总能量（或重量）。

碳循环： 碳在自然界的循环。

纤维素： 组成植物细胞壁的坚韧的物质。

化石燃料： 由远古生物遗骸形成的燃料，如石油或煤炭。

生物固氮： 土壤中的固氮微生物将大气中的氮还原成氨的过程。

捕食者： 捕食其他生物的生物。

猎物： 被其他生物捕获并被吃掉的生物。

呼吸作用： 活细胞内的有机物质在一系列酶的催化下逐步氧化降解并释放能量的生理过程。

营养级： 生物在生态系统食物链中所处的营养层次。

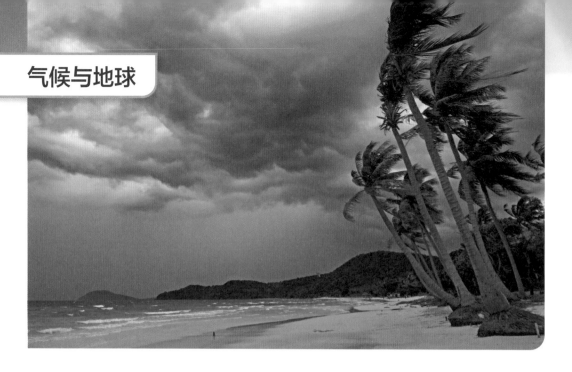

气候与地球

地球上的每个地区都有其自身的气候，这是该地区拥有的长期平均的气候模式。影响一个地区气候的任何一种因素都可能对生活在该地区的生物产生潜在的影响。

气候是一个地区多年来所经历的平均天气状况的概貌。太阳提供了驱动天气变化的能量，这种能量使得风及湿气在大气和地球表面之间循环，该过程被称为"水循环"。可以这样认为：所有的日常天气状况，如晴朗、阵雨、风暴等，都是由太阳对地球不同地区、不同程度的照射造成的。地球周围大气的重量向地球的表面施加了压力，而太阳不同程度的照射造成了不同地区

热带地区常常会有飓风，这些飓风的时速可以达到120km。因此，热带地区海岸边的棕榈树往往会在飓风来临时被吹弯。

的温度差异，进而引起了地球表面气压的变化。气压的变化进一步导致气团从一个地方移动到另一个地方，这样就产生了风。风可能会使天气变得温暖或凉快，也可能会导致干旱或下雨。

影响气候的因素

影响气候的主要因素有3个，分别是纬度、海拔，以及该地区与海洋之间的距离。其中，纬度是一个非常重要的因素。地球弯曲的表面意味着不同地区接收到的太阳热量不同。

柯本和他的气候分类法

世界著名气象、气候学家柯本（1846–1940年）是最早按照不同气候划分区域的人。他对世界温度带的分布，以及温度和降水的年变化有着深入的研究，并且洞察了世界植被的分布与气温、降水之间的关系。1936年，柯本在《气候学手册》中公布了正式的气候分类法，即柯本气候分类法。

柯本以植物分布为基础，以气温和降水量为指标，将全球气候分为5个主要气候带，各气候带又划分为不同的气候类型。柯本的气候分类法，成为以后许多气候分类的基础，被各国广泛使用。

太阳能

太阳的光线以平行的方式不停地射向地球。这些光线从地球的正上方射向地球的赤道。因此，热带总是炎热的。在太阳照射不那么直接的温带地区，也就是热带地区的北部和南部，气候相对比较凉爽。在极地地区，太阳光线产生了一个明显的倾角，并在更广阔的区域内扩散，而且这些光线在地球大气层传播的距离也更远，考虑到光线传播的过程中大气层会吸收热量，因此极地的气候通常非常寒冷。

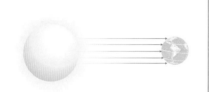

太阳光线以平行的方式不停地射向地球。

季节

地球上的许多地方经历着周期性的季节变化。靠近太阳的半球因日照时间长，表现为夏季，而另一半球则由于日照时间短，表现为冬季。

比如，地球围绕太阳公转，在大约6月份的时候，北半球更靠近太阳，这使得北半球的日照时间更长。因此，在这个时候，北半球为夏季，白昼较南半球更长，气温更高，而此时的南半球则为冬季。相反的情况发生在12月份，此时的南半球离太阳更近些，因此，12月份的南半球为夏季，而北半球则为冬季。一年四季中温度变化最不明显的地区为赤道附近，因为该地区与太阳的距离在一年四季几乎没有变化。

许多温带地区有比较明显的春夏秋冬四个季节的变化。南北两极的温度和白昼长度变化最大。南北两极每年在夏季的一段时间里会24小时沐浴在微弱的阳光下，这种现象就是极昼；而在冬季的一段时间里则会

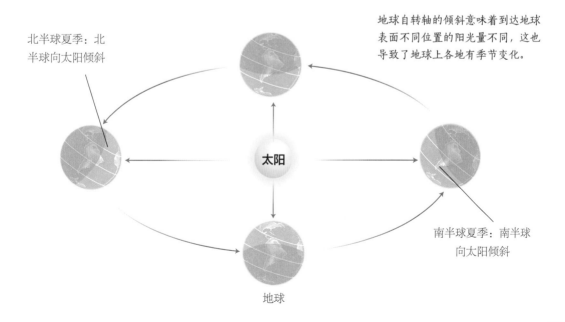

北半球夏季：北半球向太阳倾斜

地球自转轴的倾斜意味着到达地球表面不同位置的阳光量不同，这也导致了地球上各地有季节变化。

太阳

南半球夏季：南半球向太阳倾斜

地球

出现太阳一直不升起的现象，这种现象就是极夜。在北极的冬天，许多植物通过降低活跃度来应对极夜，而许多动物则通过冬眠（进入休眠状态）或迁徙到南方来躲避寒冷。

海拔

海拔对一个地区的气候影响也非常大。海拔越高，空气越稀薄，吸收的热量就越少。研究显示，海拔每升高100米，温度就会下降约0.6℃。因此，海拔高的山区温度往往较周边低海拔地区低得多，夏季更短，冬季更长。比如，即便是在赤道附近，位于东非的乞力马扎罗山的山顶仍终年被雪覆盖着。

海拔也影响着生长在山上不同高度的植物的类型。一般来说，只有矮小的植物生长在山上较高的地方。像橡树这样的阔叶树一般生长在山脚，像松树这样耐寒的针叶树

试一试

记录气候的变化

记录气候的变化，看看气候如何影响你居住的地方。每个月在固定的一个星期每天定时记录气温，并记录太阳升起和落下的时间。也可以记录气候的变化如何影响当地的植物和动物。例如，冬天我们可能很少看到哺乳动物和爬行动物。因为它们可能在冬眠，也有可能迁徙到了暖一点的地方过冬。

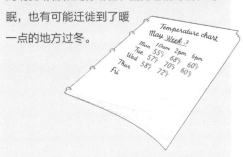

乞力马扎罗山是非洲最高的山，海拔5895米。尽管这座山离赤道很近，但其顶峰也终年被雪覆盖着。因为高海拔导致山上的空气非常稀薄，吸收的太阳热量极少。

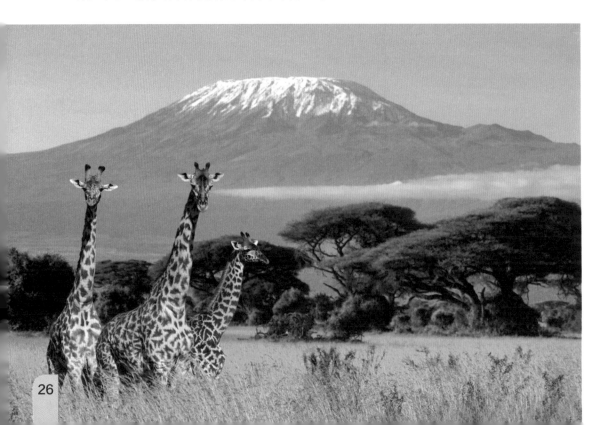

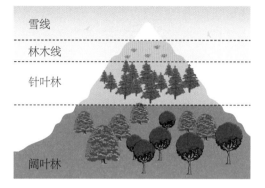

这张图显示了一座山上不同的气候区。只有少数植物可以在林木线以上生存，几乎没有植物可以在雪线以上存活。

生长在高一些的地方。在更高的地方，即林木线以上，没有树木生长，只有一些低矮的植物。海拔再往上就到了雪线，由于雪线以上的区域气候过于寒冷，因此几乎没有植物生长。

海洋性气候和大陆性气候

与海洋的水平距离也会影响一个地区的气候。与陆地相比，海洋吸收太阳热量的速度更慢，但是保持温度的时间较长。沿海地区可能因洋流而变暖或变冷，再加上从海上吹来的海风充满了湿气，因此，这些地区通常比内陆地区更温暖，也更湿润。沿海地区属于海洋性气候，而内陆地区属于大陆性气候。

大气层就像橘子皮，是包裹在地球周围的一层气体。大气层的厚度大约为1000km，但没有明显的界限。大气层中的主要气体是氮气（78%）和氧气（21%），其余为少量的二氧化碳、水蒸气、一氧化二氮、臭氧，以及一些微量气体。这些气体的存在非常重要。它们可以吸收太阳的热量，并保护地球免受太空射线辐射的影响，更重

要的是，大气层中的氧气可供地球上的生物呼吸。因此，可以说没有大气层，地球上就不会有生命的出现。

大气层的空气密度随高度的增加而减小，越往上，空气越稀薄。科学家将大气层划分为5层，分别是对流层、平流层、中间层、电离层和外层。最下面的一层为对流层。对流层从地球表面开始向高空延伸，直至对流层顶层。对流层的平均厚度约为12km，但它的实际厚度不一，在地球南北两极上空约为8km，在赤道上空约为17km。地球上的大多数天气变化发生在这一层。在对流层之上有一个比较平静的层，为平流层，位于离地表10～50km的高度。这一层的气流主要表现为水平方向运动，对

喷气式飞机在平流层飞行。臭氧层也处于该层。

中间层水蒸气非常少，温度垂直递减率大，对流运动强盛。

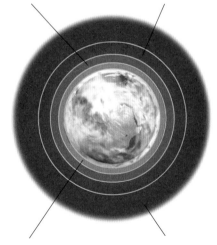

对流层拥有大气中四分之三的水蒸气。几乎所有的云、雨和雪都发生在这一层。

在电离层可以看到被称为"极光"的壮观景象。

大气层可以分为对流层、平流层、中间层、电离层和外层。

流现象减弱。这里基本上没有水蒸气，晴朗无云，很少发生天气变化，适于飞机航行。平流层再往上一层为中间层，自平流层顶延伸至距地表85km的高空。由于该层臭氧含量低，同时能被氮、氧等直接吸收的太阳短波辐射已经大部分被上层大气所吸收，因此，该层的温度垂直递减率很大，空气对流运动强盛。中间层再往上一层为电离层，它是从中间层向上一直延伸至约1000km高度的高层，由带电粒子组成。最后一层的空气非常稀薄，叫作"外层"，也叫作"散逸层"，是大气层向星际空间过渡的区域。

臭氧层

在地表上空约24km处的平流层中有一层臭氧。臭氧是氧元素的一种形式，为一种蓝色气体。臭氧层可以保护地球免受阳光中有害紫外线的辐射及高能粒子的袭击。紫外线会损伤动物的眼睛，也会导致如癌症等疾病的产生，还会危害植物，包括水中的浮游植物。浮游植物是海洋生物的主要食物来源，在生态系统中尤为重要。

臭氧损耗

20世纪80年代，科学家发现，每年春天，南极上空大气层中都会出现一个臭氧含量低于正常水平的空洞。20世纪90年代，科学家发现，南极和北极上空的臭氧空洞在不断扩大。科学家指出，氟氯烃（CFCs）是造成臭氧空洞的主要原因。氟氯烃是一种制造冰箱、聚苯乙烯包装、气溶胶喷雾和空调所必需的化学物质（现已被禁用）。停用氟氯烃以后，臭氧空洞小了很多。

海平面的变化

这张图显示了（a）18000年前美国的佛罗里达州海岸线的位置，当时的海平面比现在还低；（b）（c）全球气候变暖导致极地冰川融化后可能出现的情况，佛罗里达州的大部分地区将完全消失。

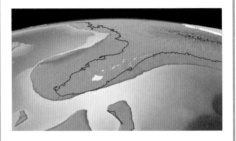

（a）18000年前的海平面，比现在低约120米

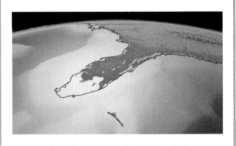

（b）未来的海平面比现在高出5米的时候

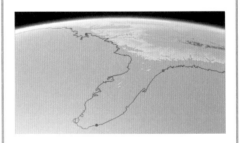

（c）未来的海平面比现在高出50米的时候

温室效应

大气中的二氧化碳、甲烷、水蒸气及其他一些气体可以充当屏障，阻止热量从地球表面逃逸。这些气体和温室外围的玻璃有类似作用，因此这个过程被称为"温室效应"。数百万年来，温室效应为地球创造了一个非常温暖的环境，使得生物得以繁衍生息。然而，目前科学家一致认为，人类活动带来的污染正在加剧地球的温室效应。地球正在稳步变暖，这一过程被称为"全球气候变暖"。

相关研究显示，20世纪以来，地表的平均温度上升了0.6℃；而现在，温度上升的速度越来越快。科学家认为，环境污染是造成全球气候变暖的主要原因。随着人们在发电厂、家中和工厂中燃烧化石燃料越来越频繁，更多的二氧化碳被排放到大气层中。这进一步加剧了全球气候变暖，导致了极地

在非洲的一些国家，人们每天必须走很远很远的路才能得到他们需要的水。

发现水

节约用水

地球表面的降雨分布并不均匀。一些地区降雨量很大；而一些地区，如沙漠地区，则可能多年不降一滴雨。在缺水的地方，人们可能不得不每天花几个小时去取水，以满足基本的生活需求。然而，即便在水源充足的地方，净化和分配水源仍然需要消耗巨大的人力和物力，在发展中国家，这一矛盾表现得更为突出。

冰川快速融化，进而导致海平面上升及沿海地区洪灾频发。

气候的变化

地球上的气候看似保持不变，但实际上，它每时每刻都在非常缓慢地发生着变化。寒冷且漫长的冰河期逐渐让位于较温暖的时期。科学研究认为，这些微妙的变化是由地球围绕太阳公转时发生的轻微摆动造成的。

在过去的200万年里，至少有过12次

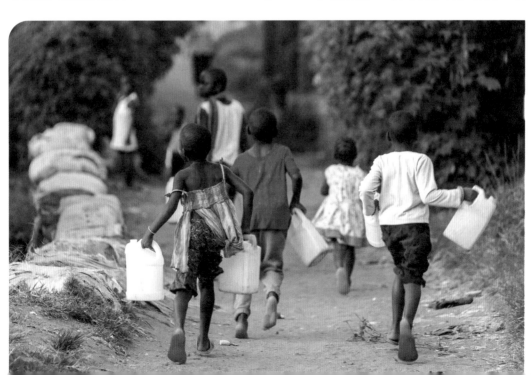

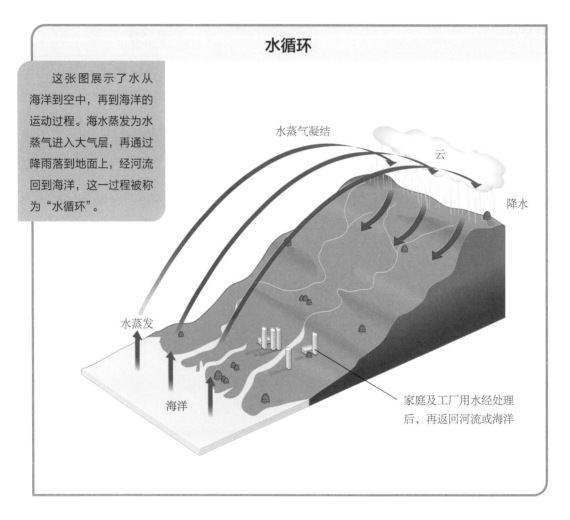

水循环

这张图展示了水从海洋到空中，再到海洋的运动过程。海水蒸发为水蒸气进入大气层，再通过降雨落到地面上，经河流回到海洋，这一过程被称为"水循环"。

水蒸气凝结

云

降水

水蒸发

海洋

家庭及工厂用水经处理后，再返回河流或海洋

冰河期。上一次冰河期结束于1.1万～1.2万年前。在这些寒冷的冰河期，冰面覆盖了现在温带的大部分地区。

科学家使用各种方法和技术研究地球过去的气候，其中一种方法就是，收集和研究深埋在极地地区的冻土样本，然后描绘出数千年前地球气候的样子。研究树木的年轮也能揭示一些气候信息。

养育生命的水

所有的生物都需要水来维持生命。研究显示，生物体中75%为水。地球上的水以3种形态存在——液态、气态（水蒸气）和固态（冰）。水在大气中聚集，形成由数百万个小水滴组成的云。云以雨、冰雹或雪的形式降落到地面，这一过程被称为"降水"。

水循环

水循环是水以气态、液态和固态的形式在陆地、海洋和大气中不断循环的过程。太阳的热量使海洋、湖泊和潮湿地面中的水蒸发形成水蒸气。在较低的温度下，水蒸气凝结成云，随后通过雨、冰雹或雪的形式降落到地面。当降水时，没有被土壤或植物吸收的水就会流入小溪、河流和湖泊，最终汇入海洋，如此循环往复。

土壤和气候

　　土壤是地球表面的一层疏松物质，由各种颗粒状矿物质、水、空气和微生物等组成。陆地上的大多数生物需要直接或间接地与土壤接触才能生存。植物扎根于土壤，并从中汲取水分和营养。仅仅30厘米见方的一块土壤中就可能有数百万种生物，包括各种昆虫、蠕虫及微小的细菌和真菌。这些小动物和微生物帮助分解植物和动物的残骸，最终使残骸中的营养物质再次返回土壤中。

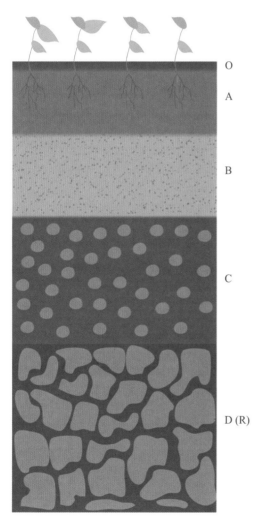

这张图显示了土壤的垂直切面，也被称为"土壤剖面"。

科学词汇

温室效应： 由于透射阳光的密闭空间与外界缺乏热对流而形成的保温效应。

中间层： 平流层和电离层之间的大气层。该层的温度垂直递减率很大，对流运动强盛。

臭氧层： 大气层平流层中臭氧浓度极高的一层，可过滤来自太阳的有害紫外线辐射，对生物大有裨益。

平流层： 大气层的第二层。其中含有臭氧层。

对流层： 大气最靠近地球表面的一层，所包含的空气质量几乎占了整个大气质量的75%，大多数天气现象发生在这一层。

　　土壤可以分为砂质土、黏质土、壤土三类。这些不同的土壤可能出现在不同的地区。不同地区土壤的类型取决于气候、植被和下面岩石的组成等因素。

土壤剖面

　　科学家在土壤的垂直切面（土壤剖面）进行了分层。每一层的深度随土壤类型的变化而变化。最上面的一层（水平O层）是由植物和动物遗骸组成的、腐殖质最丰富的一层。往下一层（水平A层）是含有腐殖质的深色肥沃土壤。再往下一层（水平B层）则由从表层土壤中冲刷出来的矿物质组成。水平C层为岩石风化层，该层的土壤不太肥沃。最后是水平D层或R层，土壤中有价值的矿产来自该层。

生态系统

生态系统是在一定的时间、空间范围内，生物与其非生物环境相互作用而构成的统一整体。在这个统一的整体中，生物与环境之间相互影响、相互制约，并在一定的时期内处于相对稳定的动态平衡状态。生态系统可以小到小水池，也可以大到海洋。

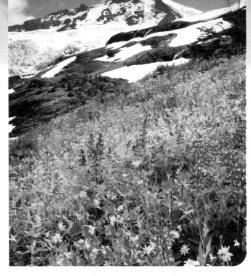

这片色彩斑斓的高山草甸就是生态系统的一个很好的例子——各种各样的动物、植物和微生物生活于此。

许多因素共同作用，使地球最终成为一个适宜生命存在的行星。地球与太阳的距离恰好可以使地球接收到生命赖以生存的光和热；地球的大气层既能保护地球免受来自太空的有害射线的伤害，又含有生命所需的氧气；此外，海洋、大气等也有助于调节地球的气温。因此，除由地球的恒星——太阳提供能量外，这颗行星具备了维持生命所需的所有适宜条件。相比之下，火星离太阳太远，并且火星大气层稀薄，无法保持热量，这导致火星上的平均气温只有-60°C，这对于生命来说太冷了，生命根本无法维持生

生物圈

地球上所有生物与其生存环境的总和就叫"生物圈"。生物圈是包括我们人类在内所有生物共同的家园。生物圈的范围包括大气层的底部、水圈的大部分和岩石圈的表面。如果把地球比作一个足球大小，那么生物圈就比一张纸还要薄。

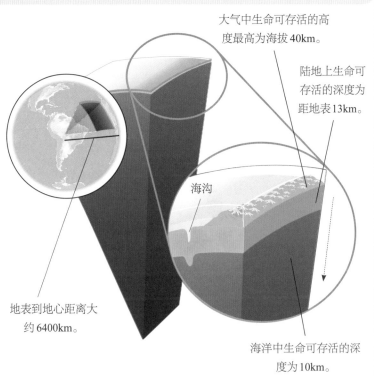

大气中生命可存活的高度最高为海拔40km。

陆地上生命可存活的深度为距地表13km。

海沟

地表到地心距离大约6400km。

海洋中生命可存活的深度为10km。

地球上的生物群区

生物群区是指具有相似气候、植物和动物的大片区域。这张地图上显示了地球上主要的陆地生物群区：极地、冻原、山地、沙漠、灌木丛、草原和森林。森林生物群区可分为寒带森林、温带森林和热带森林生物群区。海洋和湖泊中存在咸水和淡水生物群区。离赤道的距离是决定气候的一个因素，因此生物群区的划分基本上可以参照纬度的高低来进行。

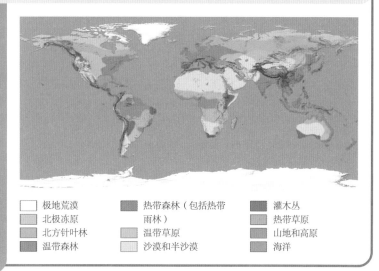

☐ 极地荒漠	■ 热带森林（包括热带雨林）	■ 灌木丛
■ 北极冻原		■ 热带草原
■ 北方针叶林	■ 温带草原	■ 山地和高原
■ 温带森林	■ 沙漠和半沙漠	■ 海洋

存。金星比地球离太阳更近，其地面温度更高，达到了460°C，且金星稠密的大气层中有大量二氧化碳，所以金星显然也不适合生命生存。此外，火星和金星都没有足够的水源来维持生命。

生物群区

地球被划分为许多巨大的生态系统，如沙漠、森林、冻原和山地。它们就像巨大的拼图一样拼合在一起，形成了现在生机盎然的地球。这些巨型生态系统被称为"生物群区"。每个生物群区都有自己独特的气候，独特的土壤、植物和动物。独特的气候适宜一些特定的植被在该特定的生物群区中生存。这又进一步支持一些特殊的动物、微生物在该生物群区生存。

一些生物群区中有着大量的生物，而另外一些生物群区中的生物数量则少得多。在干旱的土地（占地球表面的30%）中，三分之一是沙漠，五分之一是冻原（由于底

层土壤冻结，因此几乎无乔木在这个区域生长）或永久覆盖着冰层。这些自然环境恶劣的生物群区中几乎没有生命存活。然而，像森林、草原和温暖的浅海这样的生物群区中有着大量的生物存活。

极地

极地地区是地球上生存条件最恶劣的地方，夏季短暂而寒冷，冬季则漫长、黑暗且更为寒冷。沙漠指的是每年降雨量少于25cm的地方，所以极地地区也可以被认为是一种沙漠。极地地区很少降雨，地面上几乎没有液态水，永久地覆盖着厚度达4.7km的冰层。极地地区的海洋表面虽然比较温暖，但一年中的大部分时间也处于冰冻状态。在这样恶劣的条件下，很少有生物能生存下来。然而，极地地区的海洋中也有着营养丰富的洋流，那里充满了各种生物，从微小的浮游生物到地球上最大的动物——蓝鲸都可以在这里活动。

冻原

位于北极荒原以南，荒凉无树的地带就是冻原，也叫"苔原"或"冻土带"。这个区域的气候非常恶劣，夏季短暂且凉爽，冬季漫长而寒冷。冰雪覆盖冻原陆地一年中的大部分时间，但是到了夏天，一旦冰雪融化，这里就会立马露出长满草的土地，沼泽和湖泊也会短暂地形成。冻原陆地表层土壤下方是一层永久冻结的土地，即永久冻土层，因此乔木不能在此地扎根。然而，低矮的灌木、苔藓、地衣和一些开花的植物却可以利用短暂的夏季而生长。到了秋天，昆虫会在死亡前把它们的卵或幼虫留在土壤中，等来年春天时孵化。全年生活于此的鸟类和哺乳动物主要有少量的北极狐、旅鼠和雪鸮。更多的动物，如北美驯鹿、鹅、鸭子和一些海鸟等，则在春天时才会迁徙于此，开始繁殖。

山地

海拔对气候的影响催生了微型山地生物群区。这些山地生物群区与南北极的生物

北极和南极周围的极地地区降水量（雨、冰雹或雪的量）非常小，所以该生物群区的物种非常稀少。

人造沙漠

在20世纪30年代，由于不恰当的耕种方式，美国大片的草原地区变成了寸草不生的不毛之地。当地的农民将原有的天然牧草移走，改为种植庄稼。由于土地上缺乏草根来固定土壤，因此水土流失严重。在仅仅几年内，严重的干旱就导致丰饶的土地化为了尘土。强劲的大风将尘土吹走，最终形成了被称作"沙尘碗"的沙漠。幸运的是，后来经过多年的精心管理，该地区的生态已经逐渐恢复。

群区类似。高山的山顶终年被冰雪覆盖，与极地地区一样。下面是一片没有乔木的地带，生长的植被与冻原中的类似。再往下，山坡较低的地区可能有针叶林，然后是温带或热带的植被。当然，以上这些植物的生长取决于山峰在地球上所处的位置。

草原

草原主要有热带草原和温带草原两种类型。热带草原一般每年都会经历雨季和旱季，长有零星的乔木和灌木。温带草原每年的降雨量分布较为均匀。

世界上主要的温带草原包括中亚大草

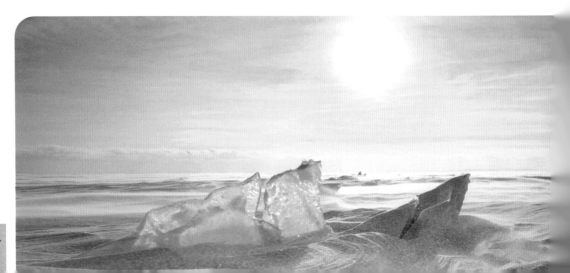

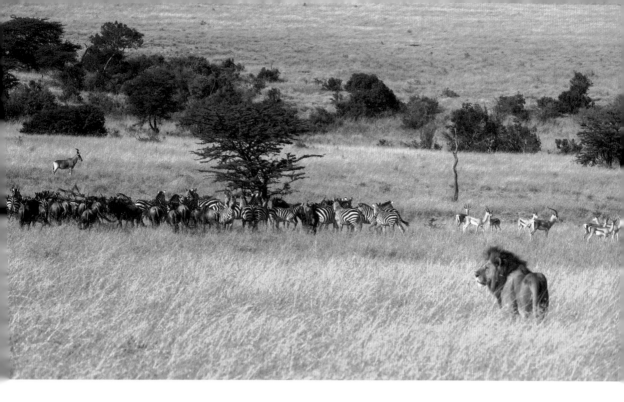

原、美洲大草原和潘帕斯草原。这些辽阔的草原上有大片的土地，可以用来种植小麦、玉米和燕麦等作物。世界上的野生草原生长着约7500多种不同的草，但树木相对较少。草原上生物较为丰富，生活着大量昆虫、微生物，以及各种鸟和爬行动物。草原上的哺乳动物主要分为两大类：穴居动物和食草动物。地松鼠、兔子等为典型的穴居动物，羚羊、斑马和角马等为食草动物。

森林

森林总共覆盖了地球上陆地面积的30%左右。森林有针叶林、落叶林和热带雨林等类型。一般来说，一个地区的气候是决定该地区有哪种森林的主要因素。针叶林主要分布在北半球冻原以南的地区。尽管该区域气候恶劣，冬天极其寒冷，年降雨量也少得可怜，但是像云杉、落叶松、冷杉、松树这样的针叶树依然可以在这里茁壮成长。这些树的叶子为针状（因此而得名），可以很好地减少水分流失，并且可以抵御寒冷。除落叶松外，其他针叶林的树叶常年都是绿

中非的热带草原也被称为"稀树大草原"。狮子在这片辽阔的草原上捕食角马和斑马这些食草动物。

的。常年保持绿色的树叶严重限制了到达地面的光和水分的量，从而导致针叶林地面上的植物和动物相对稀少。

做一个迷你热带雨林

找一个旧的鱼缸或一个有盖的大罐子，用石子覆盖容器的底部，并添加木炭和一层堆肥。在其中种植一些小的热带植物（在花卉市场上可以买到），用喷雾器向它们的叶子上喷洒水分，然后盖上盖子。这些植物可以在它们微小的生态系统中吸收水分，所以不需要浇太多水。

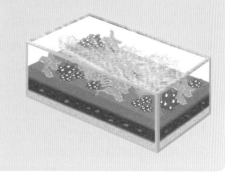

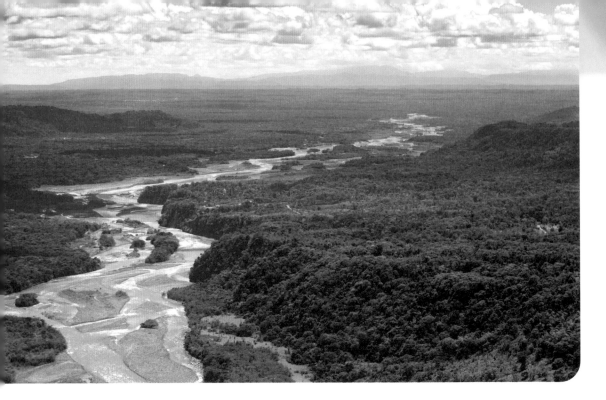

夏天温暖、冬天凉爽、降雨量丰沛，通常是温带地区普遍的特征。在这些地区，栎树、山毛榉、白蜡树和枫树等落叶树会在秋天落叶，以在冬天保持水分。在温带地区一年中的大部分时间里，光秃秃的树枝让阳光和水分可以充分地到达地面。因此，地面上的小植物可以在肥沃的土壤里茁壮成长，野生动物也可以在该区域很好地生存。

热带雨林一般只分为雨季和旱季，树

这张航拍照片展示了亚马孙雨林的一部分。亚马孙雨林有着无与伦比的生物多样性——世界上已知物种的十分之一都生活在这里。

木会在旱季落叶。热带雨林分布在赤道附近的低洼地区，这些地区每年的降雨量超过250cm。植被在这些温暖潮湿的条件下茁壮生长，也养活了大量的野生动物。尽管热带雨林仅占地球陆地面积的6%，但科学家估计，热带雨林为地球上70%在陆地上生活的物种提供了栖息地。亚马孙雨林位于南美洲，是世界上最大的热带雨林。然而，令人痛心的是，全世界的热带雨林正在以非常快的速度消失。

岛屿上的进化

英国博物学家查尔斯·达尔文（1809−1882年）在19世纪30年代造访了厄瓜多尔附近的加拉帕戈斯群岛。这次经历帮助他逐渐形成了进化论的观点。他发现，每个岛屿上都有一群拥有自己岛屿独特特点的雀类生活，它们有不同的喙，专门用来吃不同的食物。达尔文推测，所有的雀类都是由一个单一的物种进化而来的。这一物种的祖先几十万年前来到这里，后来物种逐渐变得多样化起来。

沙漠和灌木丛

通常来说，年降雨量少于25cm的地方就可以被认为是沙漠了。沙漠的边界虽然降雨量也非常低，但是一般会稍微潮湿一点，所以会有灌木丛分布于此。例如非洲的撒哈拉沙漠，白天的气温可能会上升到49°C，而在晚上气温又会急剧下降。沙漠中的生物往往具有能够使它们在这样恶劣的条件下生存的特征。沙漠中的许多植物有非常发达的根系，便于其从土壤中收集水分。像仙人掌这样的多肉植物可以将水分储存到它们肉质的叶子、茎或根中。许多在沙漠中活动的动物也往往只在夜间出来活动。夜间凉爽的气温可以让生活于此的动物更好地在干旱的气候中保存体力。

城市

随着人口井喷式增长和在全世界各地的迁徙，越来越多的荒地被改造为城市。对许多物种来说，这种改造是灾难性的，但也有些动植物可以适应这种新的环境，并且能够茁壮成长。像狐狸这样的"机会主义食客"原来完全生活在森林中，而现在，它们在城市中也能生存。像鸽子这样的鸟在城市中也能生存得很好，因为它们可以利用城市中的食物。老鼠等啮齿动物也是如此。

岛屿

岛屿上的动植物群落往往与陆地上的有很大不同。岛屿上栖息地的物理隔离使得只有某些种类的动植物能够到达这一区域。因此，通过风和水传播种子的植物，以及像鸟、蝙蝠和部分昆虫等会飞的动物在岛屿上会很常见，但是大型的陆地食肉动物就很少出现。这些情况可能就是导致岛屿内物种沿着不同路线进化的原因。例如，许多在岛屿上生存的鸟，如新西兰的几维鸟，虽属鸟类，但其翅膀已经完全退化。岛屿上的动植物特别容易受环境变化的影响。当然，这种特性可能是自然发生的。所以，人类主动地杀死某种动物（如毛里求斯的渡渡鸟）或间

沙漠看起来非常荒凉，但是一些生命力顽强的动植物依然可以在极端炎热的白天和极端寒冷的夜晚生存下来。

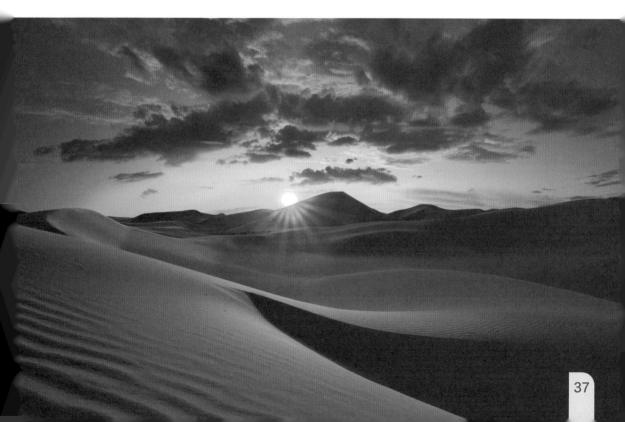

接地引入外来物种都有可能导致本地某一物种的灭绝。

种群生态学

在自然界中，动物种群通过一些特定的自然方式，如疾病等，来保持动态平衡。在一些特别的年月，动物的数量可能会上升或下降，但在几年之后通常又会恢复至稳定的水平。同一物种之间的食物竞争也可能是其中一个比较重要的因素。在一个群落中，不同物种处在不同的生态位，吃不同的食物，因此基本不会直接竞争食物。

捕食者和被捕食者的关系

在任何生态系统中，食肉动物的存在都会限制食草动物的数量，这进一步保护了处于食物链底层的植物。许多动物种群在不停地经历"繁荣与萧条"周期，这可能与气候等因素有关。在气候恶劣的年月，作

许多鸟，如塘鹅，聚集在巨大的筑巢群中，但是它们筑巢的地方都有明确的领地标记。

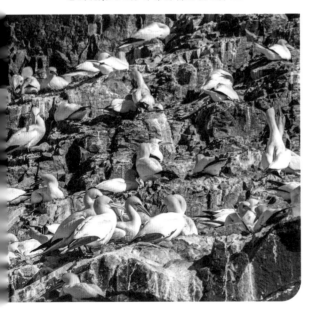

人口大爆炸

与通常不会持续增长的动物数量相比，地球上的人口在过去几个世纪里急剧增长。医疗技术的发展和更高效的耕作方式的出现，使得越来越多育龄期的人可以生活在这个世界上，所以人口出现了激增。这给地球上的自然资源及全世界的生态系统带来了巨大的压力。

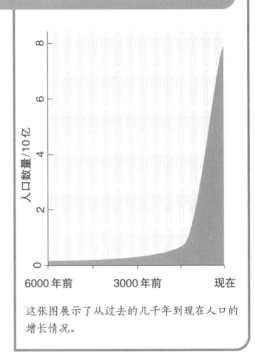

这张图展示了从过去的几千年到现在人口的增长情况。

为食物的植物数量骤减，导致食草动物和食肉动物的食物严重短缺。在气候较温和时，植物快速生长，食草动物也随之迅速繁殖。食草动物数量的增加则会进一步促使食肉动物繁殖。反过来，当食肉动物数量过多时，它们的猎物——食草动物的数量就会迅速减少，这样一来，一些食肉动物就会饿死。食肉动物数量下降使得作为它们猎物的食草动物的数量得以恢复。这样，生态系统

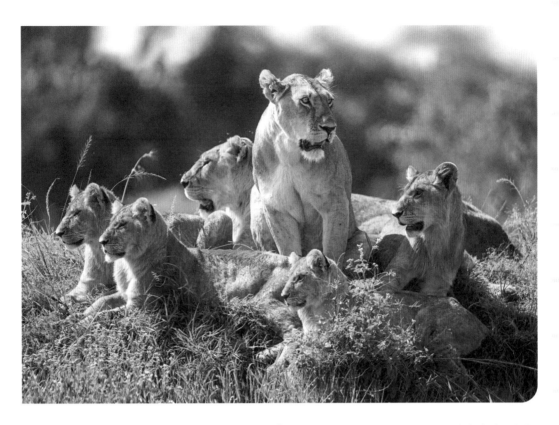

狮子领地的大小通常取决于狮群的规模、所需猎物的数量和狮群获取水源的难易程度。狮群中的所有狮子都需要保护自己的领地不被其他狮子或其他物种侵犯。

就恢复了平衡。

领地

从鱼类到鸟类再到哺乳动物，许多不同种类的动物会建立群体或者个体的领地。每个领地都会有足够的食物来满足个体或群体的生存需求。这些"小天地"同样也是动物繁殖或避难的安全场所。为了向其他动物表明它们已经建立了领地，动物可能会用气味来划分区域；有些动物也可能会发出特定的视觉信号，或者发出特别的声音信号来警告入侵者。动物也会保护自己的领地不受同类的侵害，这就限制了栖息地能承载的一个

物种的数量。因此，动物领地也有助于保持生态系统的平衡。动物领地的大小可能差别很大。例如，狮子需要一大片领地来猎食，而海鸟则仅需要一个可以下蛋孵育幼鸟的小地方。

科学词汇

食草动物：以植物为食的动物的统称。

热带草原：受热带干湿季气候、萨瓦纳气候、热带稀树草原气候、热带疏林草原气候控制生长而成的植被。大致分布在南北纬 10° 至南北回归线之间。

领地：某种动物特定的社会–地理活动区。

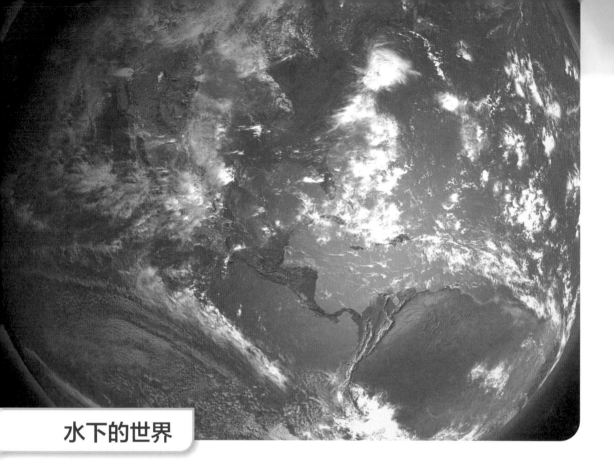

水下的世界

水覆盖了地球表面的71%，构成了一个庞大的水生生态系统。水生生态系统可分为淡水系统，如湖泊、河流和湿地等，以及咸水系统，如海洋。半咸水或微咸水一般存在于三角洲和一些河口，在这些地方，淡水往往和海水混合在一起。

水中的含盐量（盐度）、含氧量、照射到水中的阳光量及水的温度等因素都会影响水生生态系统的性质。盐度一般以千分之一（ppt）来计。海水的盐度为35～70ppt，而淡水的盐度仅为1ppt。

阳光只能穿透海洋的上层水域。波涛暗涌和快速流动的水流让海洋上层的氧气含量特别高。因此，上层的水比下层的水更暖和。

海洋生态系统

海洋生态系统供养着大约25万种生物。海洋生物大致分为三类，其中一类为浮游生物，一般是一些漂浮在水中的微小动植物；第二类是一群更大、更活跃的生物，包括各种鱼、鱿鱼，以及一些海洋哺乳动物；最后一类是一群较小的、不太活跃的生物，如海星、珊瑚、海葵和生活在海底的海绵等。

海洋生态系统可以划分为两种不同的生物群区：深海生物群区和潮汐区（沿海的

水覆盖了地球表面的71%。

是什么让海水这么咸

海水中含有来自陆地上的矿物质。这些矿物质随着雨水和河流进入大海。这些矿物质中最主要的成分为以氯化钠（盐）的形式存在的钠和氯。当然，海水中还有少量其他矿物质，如钙、钾和镁等。

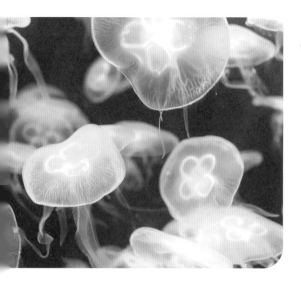

海月水母在蔚蓝色的海水中会发出淡黄色的光。

浅水地带）生物群区。潮汐区生物群区中最著名的动物当属珊瑚礁，也正是这些珊瑚礁群支持着该区域"庞大"的生物多样性，其作用堪比热带雨林。此外，海洋生态系统还包括海岸线生态系统和像三角洲、河口这样的半咸水栖息地。

海洋可以被垂直划分为三个区域，这些区域可以与森林的垂直分层进行比较。这三个区域分别为阳光照射区、中部过渡区和深水黑暗区。从理论上说，生命可以存在于以上所有的区域，但事实上，物种最丰富的区域为最上层的阳光照射区。

水生食物网

水生食物网与陆地食物网一样庞大复杂。在食物链的底端，微小的、被称为"浮游植物"的单细胞藻类浮在海洋表面，通过光合作用将太阳能储存在体内。随后，浮游动物以浮游植物为食，进一步为食物链上层的动物提供食物。海洋中有数十亿个像桡足类和磷虾一样的小型甲壳动物，它们是大型须鲸的食物。当水生生物死亡时，它们的尸体会被虾、蟹之类的食腐动物吃掉或者被微生物腐化分解成更简单的化合物。这样整个食物网中的营养物质就可以循环利用了。

食物链的顶端

大鲨鱼

小一点的鲨鱼

枪鱼

金枪鱼

帆蜥鱼

能量从被捕食者向捕食者流动的方向

捕食者

鱿鱼

鲭鱼

滤食动物

片脚动物

翻车鲀

灯笼鱼

浮游动物

翼足类软体动物

桡足类

虾

浮游植物

鞭毛藻

硅藻

这张图展示了一些水生食物网的构成。

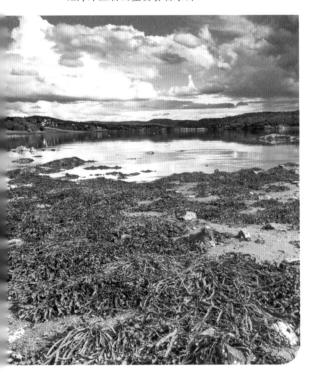

海洋区域

海洋上层水域为阳光照射区，深度大约为200米。在这之下是中间过渡区，最深处大约为1100米。再往下就是深水黑暗区，最深处能达到10500米深。由于没有光线能穿透该片区域，因此该区域被认为是一片黑暗区。像深海琵琶鱼这样大型的深海生物经常游走于这些区域。

鳃蚕　螃蟹　珊瑚礁　　　　　　　　塘鹅

夜晚　海龟　　金枪鱼　**阳光照射区**

蛤蜊　白天　浮游生物　200米

抹香鲸　**中间过渡区**

水母　大王乌贼　1100米

深水黑暗区

深海琵琶鱼

深海植物

海蛇尾　深海海绵

这张图展示了海洋的不同区域——阳光照射区、中间过渡区和深水黑暗区，以及生活在各个区域的一些物种。

退潮时留下的海藻覆盖了海岸线。这些藻类是其他海洋生物的重要食物来源。

上层水域的生物

一些水生植物和藻类只能生长在海洋上层有阳光照射的水域或沿海的海底浅滩。在春季，由于日照时间变长，浮游植物开始大量繁殖，为植食性水生动物提供了丰富的食物。鲸等生物会长途迁徙，并以大量的小生物为食。

活动于上层水域的鱼，如鲭鱼和鲱鱼，一般都有黑色的背部和白色的腹部。这样的颜色可以帮助它们骗过在水面上等候的海鸟和水下的海洋食肉动物。海鸟从上方看向暗黑色的水面时不易察觉这些鱼的背部，而下方的海洋食肉动物从下往上看向白色的水面时，也不容易发现其白色的腹部。这些鱼白色的腹部和黑色的背部起到了很好的伪装作用（从上往下看时，由于无光源从海底射出，因此海水呈暗黑色；从下往上看时，由于阳光透过海面，因此海水呈白色）。

底层水域的生物

海底其实和陆地表面一样，也有高耸的山峰、广阔的平原和深不见底的海沟。此外，海底可能是岩石，也可能是软泥。一些生活在海底的鱼，如鲽鱼、魟鱼等，为了更好地在海底游动，进化出了宽阔扁平的身体。也有一些深海生物，如海蜘蛛和三脚鱼，则进化出了长长的腿，以便在泥沙上行走。这些腿就像高跷一样，可以将它们的身体高高地举起来。

深海生物

在黑暗的海洋深处，食物非常匮乏，生活在这一区域的鱼和其他深海生物以从上层水域落下来的植物和动物残骸为食，或者它们也会互相捕食。这些深海生物有巨大的下颚、锋利的牙齿和有弹性的胃，这样的特征让它们可以最大限度地利用捕获的任何猎物。有些深海动物甚至能吞下比自己大两倍的生物。

在中间过渡区光线比较模糊的地带，一些鱼的肚子甚至可以发光，就像一排小灯一样，这样就可以"掩盖"它们的影子。这种光可以由一种叫作"发光器"的特殊器官产生，也可以由鱼皮肤中的发光细菌产生。

科学家在深海火山口的裂缝或"烟囱"附近发现了蛤和管状蠕虫。蛤和管状蠕虫不需要依赖阳光来制造食物，它们可以从体内的细菌中汲取所需要的营养，这些细菌则从喷射出的含硫的液体中获取能量。

潮汐区

潮汐区包含珊瑚礁和海岸线。珊瑚礁主要存在于热带海岸附近的温暖浅水中。珊

珊瑚礁是海洋中最佳的栖息地，但这些为海洋生物提供了广泛栖息地的结构正在遭受污染和水温升高的威胁。这势必会严重破坏脆弱的生态平衡。

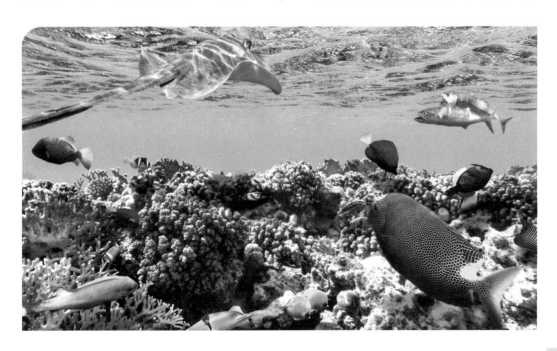

瑚礁是由数以百万计像海葵一样的造礁珊瑚的白垩质骨骼组成的。这些造礁珊瑚被称为"珊瑚虫"，它们的身体在长达数千年的时间里一个个堆积在了一起。一些珊瑚礁甚至拥有4000万~5000万年的历史，形成了将近1.2km厚的珊瑚群。世界上最大的珊瑚礁是位于澳大利亚的大堡礁，它绵延2300km，从太空中都能看得到。在一些水域，大堡礁甚至高出了海床150m。珊瑚礁只占全世界沿海水域的一小部分，但是这些微妙的、平衡的生态系统却养活了大约25%的海洋生物，为许多生物提供了食物和栖息地。

全世界有超过355000km的海岸线。岩石类、沙质类的海滩也都有自己独有的生物群落。岩石类海岸线的物种也非常丰

岩石池中生活着许多不同种类的海洋生物，如螃蟹、海葵、海带、帽贝、海胆和各种鱼。

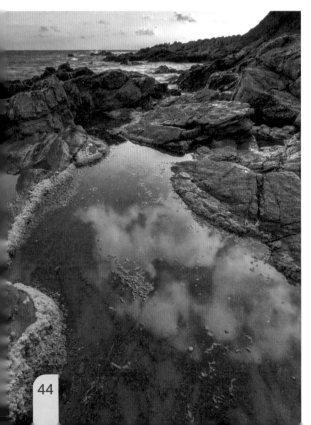

试一试

探索水池里的生命

海边的每个水池都是一个微型生态系统。在海岸附近的水池里你能发现什么呢？首先，海滩是以泥沙为主，还是以岩石或鹅卵石为主？其次，水池在上游、中游还是下游？接下来，再分析一下水池本身。水深吗？它的盐度高吗？水中可以看到植物或海藻吗？然后，尝试找出其中的食草动物，如帽贝；找找食肉动物，如海螺；找找食腐动物，如虾和蟹。最后，试着通过画食物网的方式把这些生物连接起来。

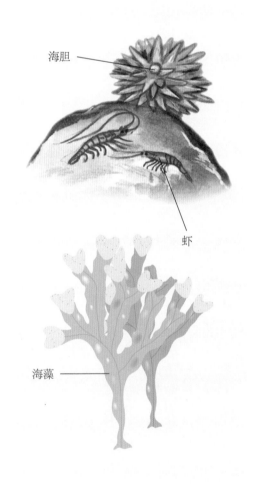

海胆

虾

海藻

海岸

海岸在高潮和低潮之间分为三个地带：上部地带、中部地带和下部地带。对于生活在这些地带的动植物或其他一些生命来说，海岸都是最独特的家园。上部地带的岩石往往长满苔藓。帽贝、海螺、藤壶、虾及一些海草生活在稍微远离海岸的区域，即中部地带。龙虾、海葵、海胆、海带及一些鱼则在被大量海水覆盖的下部地带生活。

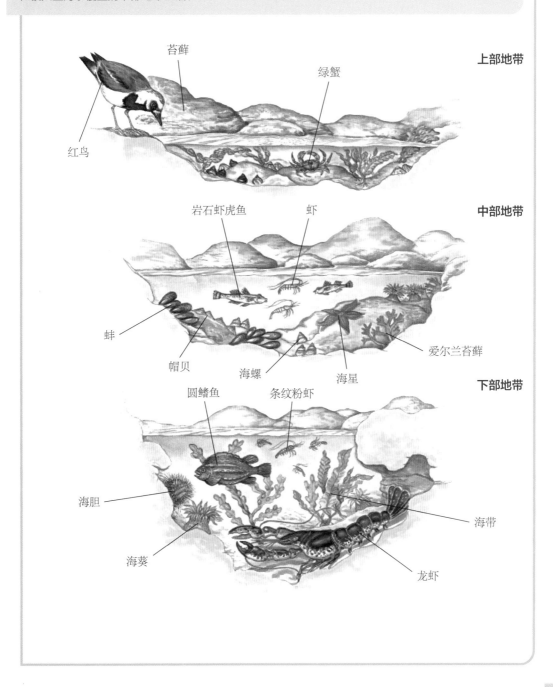

上部地带

苔藓
绿蟹
红鸟

中部地带

岩石虾虎鱼
虾
蚌
帽贝
海螺
海星
爱尔兰苔藓

下部地带

圆鳍鱼
条纹粉虾
海胆
海带
海葵
龙虾

试一试

做一个迷你的池塘

用旧脸盆或塑料布做一个小池塘。首先，为池塘选择一个好的位置。用铲子或铁锹挖一个碗状的土坑，然后把旧脸盆放进去，或者把塑料布铺在坑里。其次，把边缘的土压紧。在池塘底部撒上一层沙子，并在池边和池底放一些石头。然后，在其中放入一些水生植物，再将小池塘中灌满水。不久之后，你就可以在池塘中看到一些小生物了。

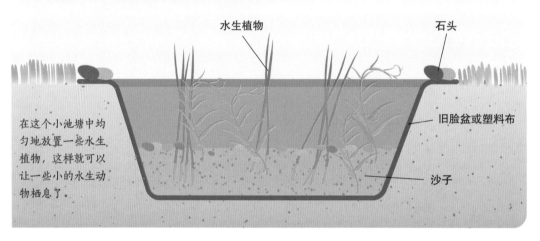

水生植物

石头

在这个小池塘中均匀地放置一些水生植物，这样就可以让一些小的水生动物栖息了。

旧脸盆或塑料布

沙子

富，常见的有海藻、藤壶和虾等海生动植物。蛤蜊及其他一些软壳类生物则生活在沙滩的沙子里。

事实上，海岸线并不是非常理想的栖息地。海岸线的条件在不断地变化，生活在这里的动植物每天都会有一部分时间被水覆盖，而另一部分时间则会暴露在酷热的阳光或狂风暴雨中。

淡水生态系统

淡水只覆盖地球表面的一小部分，但也为水生生物提供了一系列栖息地。淡水生态系统可以分为像湖泊、池塘、沼泽这样的静水生态系统和像溪流、江河这样的流水生态系统。与海洋生态系统一样，淡水生态系统也受非常多因素的影响。常见的因素有土壤类型、水的深度、水的温度、阳光，以及水的含氧量、矿物质含量等。

含氧量与污染

从农田中排出的水使淡水生态系统营养极其丰富，会导致藻类和细菌疯狂繁殖。藻类覆盖在水面上，阻挡了水下植物光合作用所需要的阳光，而水中微生物在腐化分解死亡的藻类时，又会消耗大量氧气。这就会导致水中鱼类和其他动物窒息而亡，从而破坏淡水生态系统的平衡。

湿地的功能

　　河流、湖泊和其他地区的淡水不仅为野生动物提供水源，也为人类提供用水。世界上许多人类聚居地位于河流、湖泊或其他湿地旁，或者直接毗邻大海。湿地是大自然天然的蓄水池。当暴雨来临时，这些天然的蓄水池发挥着重要的防洪作用。这些湿地也为人类提供了丰富的食物来源。许多鱼类、贝类、水禽、水果，以及大米等农作物，甚至古代许多修建屋顶的材料均来自湿地。

科学词汇

反荫蔽： 动物保护色的一种类型；这样的动物背部颜色深于腹部，上面投下的光线使它全身颜色均匀而不醒目。

透光带： 海洋中靠近水面、可以有大量阳光透过的水域。

深海热泉： 海底深处岩石的裂缝，里面有从地壳内部涌出来的富含硫化物的热水或岩浆。

盐度： 水的含盐量。

沿着河岸生长的红树林形成了一个独特的栖息地，支持着多种水生生物。

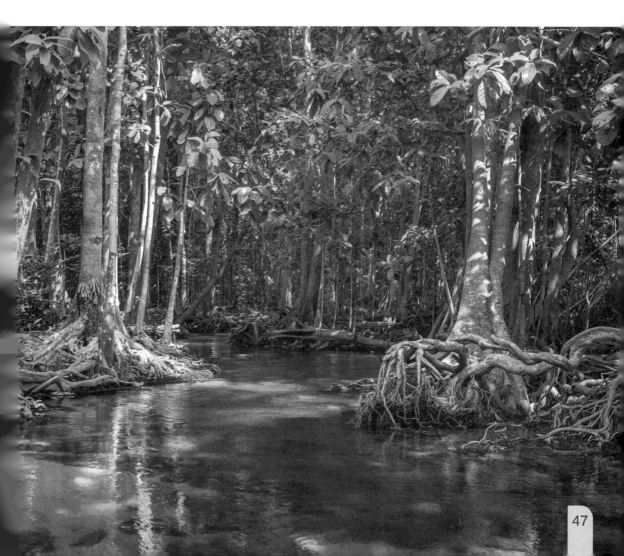

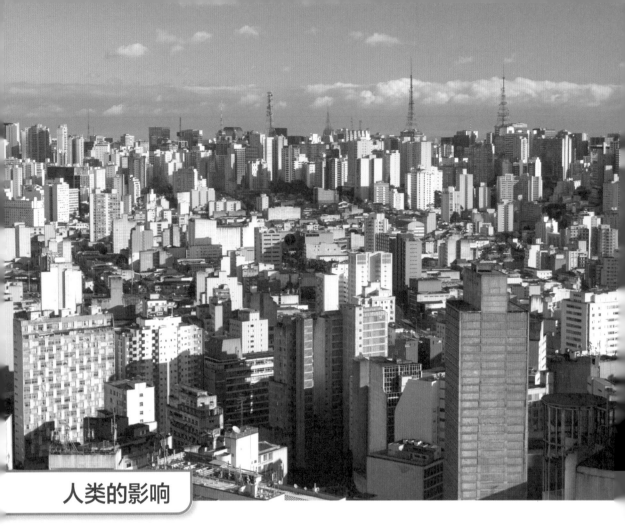

人类的影响

在过去的几个世纪里，人类几乎走遍了地球上的每一个角落，许多景观由此而彻底改变。人口的进一步增加，必然会给自然界带来越来越大的压力。

人类文明大约始于 9000 年前，当时中东地区的人们就已经开始种植农作物了。后来，古埃及、古印度北部和中国也相继出现了人类。一般情况下，人们会选择在那些远离敌人且容易找到食物和水的地方定居。后来，人们学会了灌溉土地，发明了新的技术及新的机器来提高种植和耕作的效率。由于人们只培育一种农作物，并且将野生植物和昆虫全部杀死或驱离农田，因此现代农业正在将农田变为"绿色沙漠"。18 世纪 60 年代中期，工业革命见证了现代制造业的开始。

巴西的圣保罗是世界上最拥挤的城市之一，该城市的人口超过了 2000 万。

今天，世界各地已经建起了无数的工厂，现代工业消耗了大量的能源和自然资源，并产生了相当大的污染。近几十年来，地球上的

都市生活

许多兴建于几个世纪之前的城市，现在变成了大都市。墨西哥的首都墨西哥城、巴西的圣保罗、韩国的首都首尔、英国的首都伦敦及美国的纽约，都是世界上较大的都市。据统计，现在有超过一半的人口居住在都市。如果都市过度拥挤，那么其卫生、污水管理甚至如何获得清洁用水都可能是非常严重的问题，特别是在发展中国家。

热带雨林的破坏

热带雨林是地球上生物多样性最丰富的栖息地之一。一些专家估计，陆地上有大约三分之二的物种生活在热带雨林。然而，这样珍贵的栖息地正在以非常快的速度从地球上消失。热带雨林现在的面积已不足50年前的一半。为了获取宝贵的木材，为了获取燃料，为了开垦耕地来种植庄稼或放牧……总之，近些年人们出于各种目的不断地砍伐森林中的树木。除此之外，采矿及水坝的建设也"蚕食"了许多地区的森林。这种问题被称为"森林砍伐"。

热带雨林的消失严重地破坏了大气中各种气体的平衡，对全球气候带来了广泛的负面影响。热带雨林中的树木吸收二氧化碳，并通过光合作用来增加大气中氧气的含量。树木被砍伐后就再也不能吸收二氧化碳并释放氧气了。此外，如果通过烧毁森林来清理土地，就会进一步增加大气中二氧化碳的含量。众所周知，二氧化碳是一种温室气体，森林的砍伐必然会加剧全球气候变暖。

人口也出现了爆炸式的增长。1950年，地球上大约有25亿人，但是到2020年，地球上的人口已经超过了70亿。有专家认为，到2050年时，人口可能会达到90亿。人口的增长对自然资源和环境造成了巨大的压力。因为随着人口的增长，人们对食物、住所和各种资源的需求也会随之增加。

栖息地的破坏

人口增长带来的主要问题之一就是栖息地的破坏。随着人口的增长，人们不断地占用野生动物的自然栖息地。越来越多的土地因为人们耕种和放牧而流失。过度放牧后，维系土壤的根系会遭到严重破坏，导致这些土地非常容易遭到侵蚀。随着新城镇和工业园的兴起，更多的土地也正消失在混凝土之下。

在很多国家，政府正在把荒地承包给矿业公司，并让这些公司来开采矿物和燃料，或者交给建筑公司，让他们来建造水坝。这些行为都对大自然造成了极大的破坏。旅游业的发展也给山脉、珊瑚礁和沙滩带来许多伤害。现代人在度假时很喜欢"回归自然"，然而大肆兴建旅游度假村却会极大地破坏这些自然风光。

过度狩猎

随着人口的不断增加，人类对野生动物的过度索取也日益成为一个严峻的问题。几千年来，人们或为了获取食物，或为了获取兽皮和羽毛，不停地进行狩猎。狩猎在人

这张从飞机上拍摄的照片展示了亚马孙雨林大片森林被砍伐后的景象。

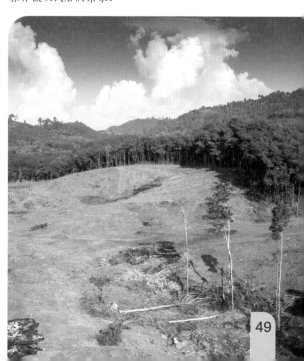

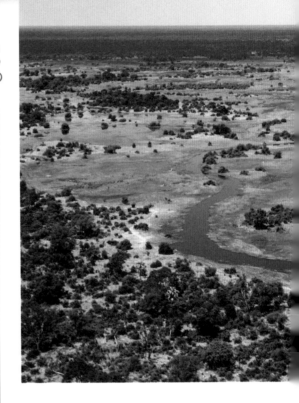

消失的湿地

世界各地的自然湿地正在以肉眼可见的速度消失。人们将这些湿地抽干后用作耕地或建设工厂和城镇。由于人类开采黄金或宝石、获取沙子和砾石这些建筑材料等原因，河流和其他淡水系统也正在逐渐消失。还有一些湿地因为干燥或土地的自然下沉也消失了。欧洲人定居美国以来，美国土地上已经消失了一半以上的湿地。1800年以来，欧洲也有将近三分之二的湿地消失了。

口数量很少的时候几乎不会造成什么危害。然而，在过去的几个世纪里，人类发明了枪、爆炸式鱼叉和声呐等狩猎设备，这让捕杀猎物变得越来越容易。过度捕猎威胁着许多海洋动物和陆地动物的生存。现在，像老虎、鲨鱼和蛇这样危险的动物常常被捕杀。显然，人类已经成为让这些凶猛的野兽都害怕的"杀手"。大象、犀牛和一些大型的猫科动物也常常因为它们的象牙、角及皮毛而被人类非法捕杀。除此之外，很多地方的宠物交易也正在威胁着猴子、鹦鹉和水龟等动物的生存。事实上，在野外捕获的动物很少能在圈养的环境中自然地生存下来。过度捕猎已经导致大量像渡渡鸟这样的物种灭绝。很多科学家担忧，未来也许会有更多物种难逃灭绝命运。

引进的物种

地球上每一个生态系统中的动植物及其他的生命形式都有自己特有的宜居环境。那么，新物种的引入往往会破坏当地生态系统的平衡。现在，世界各地的人们或为了获得新的食物，或为了控制被视为害虫的本地物种，或仅仅为了美化环境，特别喜欢引进新的、非本地的动植物物种。如果任由这些外来物种繁衍生息，它们很快就会开始排挤并威胁生活在这里的原有物种，并且有可能导致原有物种灭绝。

多余的物种

20世纪30年代，为了更好地控制甘蔗种植中出现的害虫，有专家建议将中美洲的巨型海蟾蜍（也叫"蔗蟾蜍"）引进澳大利亚。随后这些蔗蟾蜍被引入了澳大利亚，并被广泛投放。但是，不幸的事情发生了，这种蔗蟾蜍在当地没有天敌，因此可以迅速繁殖，现在严重地威胁着当地原有的青蛙、爬行动物，甚至一些小型哺乳动物的生存。

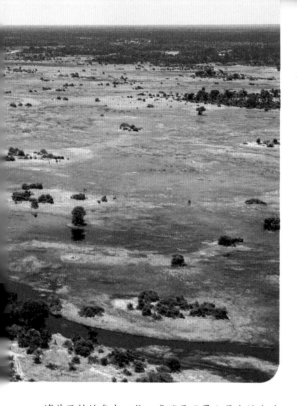

博茨瓦纳的奥卡万戈三角洲是世界上最大的内陆三角洲。它形成于奥卡万戈河流入卡拉哈里沙漠的入口处。目前气候的变化正威胁着这里脆弱的环境。

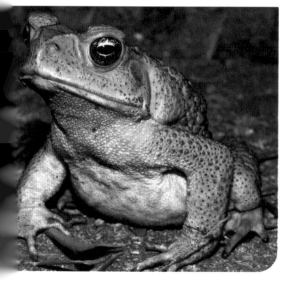

蔗蟾蜍是一种原产于中美洲和南美洲的有毒的大蟾蜍。它被引入许多国家，经常给当地的物种带来灾难性的后果。

捕鲸

欧洲的捕鲸业始于1600年前后。直到20世纪初，为了获取鲸的肉、油、骨头及鲸须，人们仍在无情地捕杀鲸。到了1950年，曾经数量众多的大型鲸几乎灭绝。1986年，国际捕鲸委员会开始禁止商业捕鲸。到20世纪90年代，除了日本、冰岛和挪威，大多数国家停止了捕鲸。从那以后，鲸的数量开始逐渐恢复。

污染

污染是指外来物质或能量的作用导致生物体或环境产生不良效应的现象。污染通常由人类的活动引起，通过风、空气、水流和土壤传播。污染一旦进入生态系统，就会被食物链某个层级的生物吸收，然后沿着食物链一级一级不断向上传递。在20世纪60年代早期，美国的白头海雕几乎灭绝。这是因为，白头海雕的猎物体内积累了大量农药，导致它们在食用猎物后，自己的身体里也含有了大量农药。这些农药使它们产的卵非常脆弱，极易受损。

采矿、制造、能源生产、农业活动等人类活动产生了大量污染。人们每天在家、办公室和学校制造的垃圾也会产生大量污染。化石燃料（石油、天然气和煤）在使用中也会释放巨量的有毒气体到大气中。汽车排放的尾气中含有二氧化碳、一氧化碳等气体，有时还含有铅。虽然汽车上安装的三元催化器可以减少这种污染，但是这些气体依然是造成城市上空空气污染、导致人们出现呼吸问题的主要原因。

化学污染物

工厂排放的化学物质及农业中使用的化肥和杀虫剂污染了河流、湖泊和海洋。土壤也不断受到来自工业、农业中使用的化学物质及垃圾填埋场废物的污染。如何处理这些家庭和工厂所产生的污染物，越来越需要得到我们的关注。酸雨是汽车尾气中的氮氧化物和发电厂的二氧化硫进入大气后，与空气中的水蒸气混合，最终以雨的形式落回地面的一种污染形式。酸雨带来的危害很大，它会杀死树木、毁坏森林，会伤害野生动物的身体，甚至会侵蚀固体的结构。

海洋的污染

几个世纪以来，全世界的海洋一直被

试一试

监测水的污染

小溪和河流中某些水生生物的存在可以为监测水质提供很多线索。石蛾和蜉蝣的幼虫及淡水虾只能在干净的水中繁殖。如果你能在附近的小溪或池塘里找到它们，就说明这片水域未被污染。在观察的时候别靠太近，小心掉进去。随后用网捕捞一些水中的小动物，然后将它们转移到一个碗里，同时根据参考资料来确定物种。在检查完这些小动物后，再将它们放回水中。

石蛾的成虫一般是由其水生幼虫孵化而来的。如果水中存在石蛾，则表明这里的水质未受到污染。

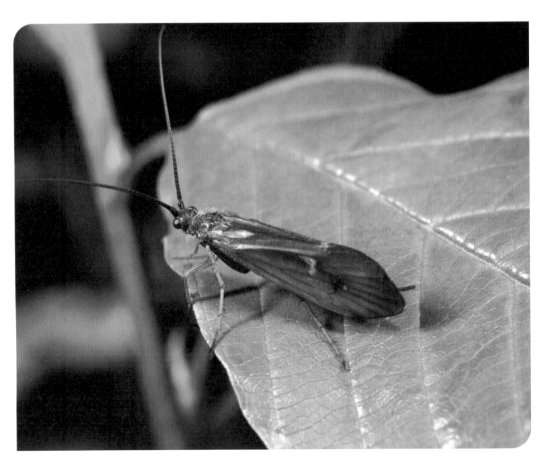

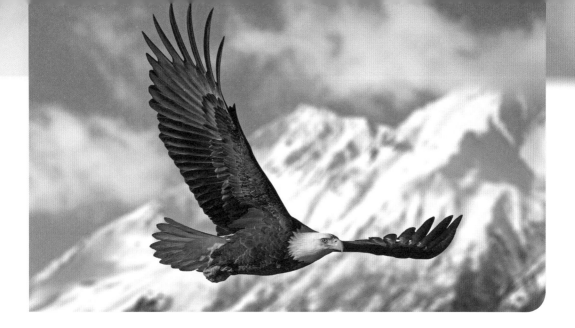

20世纪中叶，滴滴涕（DDT，双对氯苯基三氯乙烷）的广泛使用几乎使白头海雕从这颗星球上消失。好在从2001年开始，该杀虫剂已经被全球禁用。目前，白头海雕这个物种也得到了恢复。

当作污水及各种危险化学品的倾倒场。据统计，每年有5000万吨垃圾被倾倒在海洋中，其中包括800万～1000万吨塑料。因为下水管道经常排放大量未经处理的污水和化学物质到海洋里，所以海滨城市附近一般都是污染最严重的区域。滤食动物和食腐动物生活在污水中，可直接吸收这些污染物，然后它们会被鱼和其他的水生动物捕食，这样，污染物就沿着食物链一直向顶端的动物转移。北极的研究人员甚至从北极熊的体内检测到了大量毒素。

污染造成的危害

空气、水和土壤的污染带来了许多严重的环境问题，其中之一就是由大气中温室气体增加引起的全球气候变暖的问题。导致温室气体增加的部分原因是化石燃料的燃烧。全球气温升高后，极地地区的冰川便会融化。如果这种情况持续恶化，不断上升的海平面将会严重威胁到地势较低的沿海地区。

减少社区的污染

在农业和工业中，人们已经开始采取一些措施，以降低污染的水平：

- 农业中使用更多的粪肥等有机肥料，而不依赖工业生产的化肥；
- 农民正在种植抗旱的本土植物，它们比外来作物需要的水和肥料更少；
- 很多公司正在制造带有可自动调节的恒温器的供暖系统，这样就可以节省更多的能源；
- 传统的灯丝和荧光灯泡已经被淘汰，取而代之的是节能的LED灯泡；
- 商店现在一般只提供可重复使用或可循环利用的塑料袋和纸袋来装商品；
- 从打印机墨盒到电池，甚至到饮料盒，这些不同的材料被回收后处理；
- 很多公司正在用环保的清洁产品替代有害的、不可生物降解的洗涤剂。

石油泄漏

石油泄漏是海洋污染的另一个主要来源。2010年，一次偶然的大爆炸让墨西哥湾的"深水地平线"钻井平台沉没。这次事故导致了多人死亡，超过76万立方米的原

塑料正在"杀死"大海

塑料是一项不可思议的发明，在汽车、飞机、玩具、服装、包装、家居用品甚至电子产品等中，都有非常广泛的应用。现在，人们已经习惯了塑料瓶和塑料袋带来的便利。然而，这种为我们生活带来无限便利的物品，却是海洋污染的罪魁祸首。塑料在海洋中会被分解成特别小的小块。有研究认为，这些塑料小块大约有2.2万亿块，并且它们不会消失，会一直漂浮在海洋中。在90%以上的海鸟和鱼的胃里都能检测到这种塑料小块。每年有100万只海鸟和10万只海洋动物因食用这些塑料而死亡。

据预测，由于全球气候变暖和随之而来的栖息地的丧失，以及北极采矿活动带来的污染，北极熊的数量正在急剧减少。

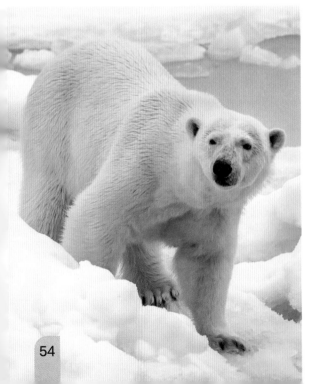

油流入了海洋。这次石油泄漏污染了大片海域和海岸线。成千上万的鸟、鱼和其他海洋生物因此而死亡，后续的清理工作耗费了数十亿美元。

核危害

燃烧化石燃料会向大气中排放具有污染性的化学物质。因此，多年来，科学家一直在寻找其他能源来为家庭照明和供暖，以及为汽车和飞机提供动力。后来，他们发现核能也许是一种可以利用的能源。与煤和天然气等化石燃料会产生具有污染性的气体不同，核电站有现成的铀可以使用，并且不产生有害气体。但是，核能发电也有严重的问题，其中之一就是会产生有放射性的废料。今天所产生的核废料即便在未来50万年后依然具有放射性。每年，世界各地的核电站都会产生数千吨核废料。储存核废料需要花费很多钱，而且地球上也没有足够的地方来

极地的污染

极地地区通常远离排放污染的主要城镇和工业中心，但是那里富含各种矿物质，可能会吸引人们去开采，并导致那里的陆地和海洋被污染。事实上，在北极，对金、铀、铅、煤、石油和天然气的开采和钻探已经对那里的陆地和相关水域造成了相当大的污染。南极也有丰富的矿物质，但是这块大陆现在被划为野生动物保护区，任何人不得在这里开采。然而，即便是这样，人们仍在南极的冰层中发现了来自别的地方的污染，甚至不乏一些放射性污染。

温室气体

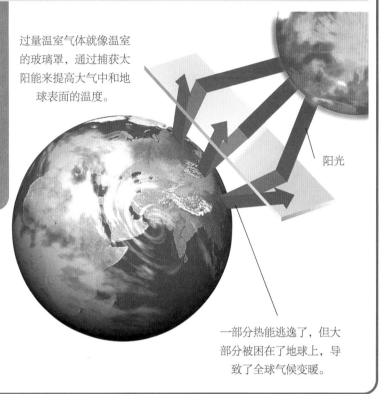

五种常见的天然温室气体分别为水蒸气、二氧化碳、甲烷、一氧化二氮和臭氧。大气中还有一些人工合成的温室气体，如氟氯烃。随着温室气体含量的增加，地球的气候也会发生变化，这种变化和影响被称为"全球气候变暖"。

过量温室气体就像温室的玻璃罩，通过捕获太阳能来提高大气中和地球表面的温度。

阳光

一部分热能逃逸了，但大部分被困在了地球上，导致了全球气候变暖。

处理这些废料。结果就是许多核废料被滞留在发电站的临时储存处。尽管核废料被储存了起来，但是依然会有一部分热能逃逸并加剧全球气候变暖。另一个问题就是核电站一旦发生泄漏，那将会是一场巨大的灾难。历史上最严重的环境灾难之一就是1986年发生的切尔诺贝利核电站事故。考虑到放射性废料的辐射危害之大，持续时间之久，影响之巨大，许多环保组织都在呼吁禁止使用核能。

减少人类的影响

多少年来，科学家和各国政府一直在寻找能够减少污染和降低人类活动对自然界产生影响的方法。建立野生动物保护区或许可以避免栖息地被破坏。选择在所谓的"棕地"，即在城市中心已经被人类使用过的废弃土地上搞建设，而不是在城市边缘的野生动物栖息地搞建设，可以有效地保护野生动物在城市周边的栖息地，甚至可以减少人类在城市周围的"足迹"。

种植树木可以恢复失去的森林，精心地管理土地可以防止水土流失。有机农业的推广也可以最大限度地减少农业对环境的影响。在有机农业的作业过程中，农民更多地依靠轮作等传统方法，并且尽可能地避免使用化肥和杀虫剂。

目前，各国政府出台了控制工业及农业污染物排放的法律法规。一些政府甚至承诺在20年内逐步淘汰使用化石燃料的汽

试一试

节约能源及循环再造

　　每个人都可以通过节约能源和回收家庭垃圾来帮助解决全球气候变暖的问题。想一想，在家或学校就有很多可以节省能源的方法：在不需要的时候关掉电灯和机器，用蔬菜皮做堆肥……这些方法都可以很好地节约能源。我们也可以试着减少开车的次数。记下你和家人一周内驾车旅行的次数。这些都是必需的吗？是否可以用步行、骑自行车或乘坐公共交通工具代替？把旧罐子、瓶子、纸张和塑料包装送到回收站，这样它们就可以被再次使用，也就减少了浪费。在草坪和花园中也可以尽量少使用化肥和杀虫剂，这对保护环境也会有所帮助。

生态旅游

　　生态旅游也有助于保护野生动物。实际上，许多游客愿意花钱观看自然环境中的野生动物。这些钱可以用来支付保护区或国家公园的维护费用，也可以用来支付野生动物保护项目的费用，甚至可以支付公园管理员的薪酬。目前世界各地有不少自然保护区，如澳大利亚的大堡礁、南极洲的荒野和尼泊尔的安纳普尔纳峰保护区。

所有年龄段的人都能为保护地球尽一份自己的力量。回收铝罐、塑料瓶、纸盒这些家庭常见的垃圾，看起来是很小的事，却对保护地球有非常大的帮助。

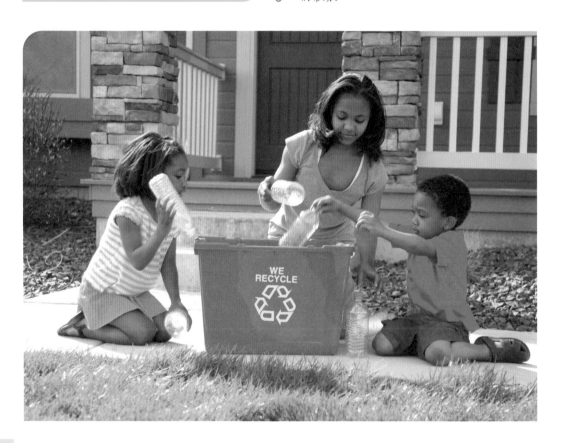

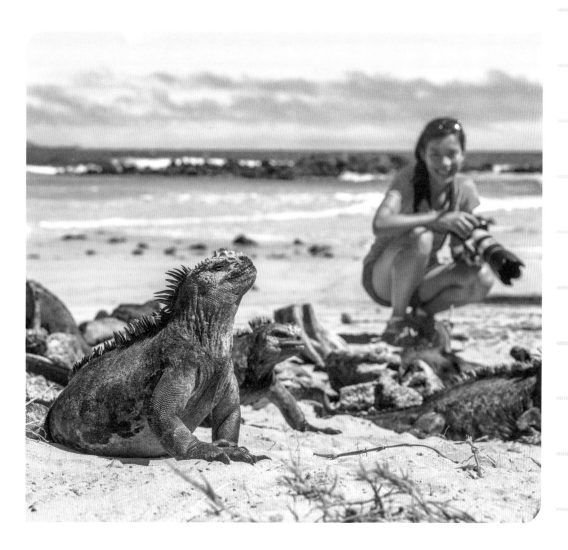

车。为了减缓全球气候变暖的速度，越来越多的人开始使用太阳能、风能和水能等可再生能源。这些措施已经取得了惊人的成效。例如，禁止使用氟氯烃以来，南极上空的臭氧层空洞已经减少了许多，捕鲸禁令也使得这些物种得以恢复。然而，"革命"尚未成功，我们仍然有许多工作要做。

许多人喜欢去加拉帕戈斯群岛这样的地方度假。从生态旅游中获得的收入可以用于自然保护项目。

科学词汇

生态旅游：以有特色的生态环境为主要景观的旅游。

除草剂：可使杂草彻底地或选择性地枯死的药剂。

杀虫剂：可以杀死害虫的一种药剂。

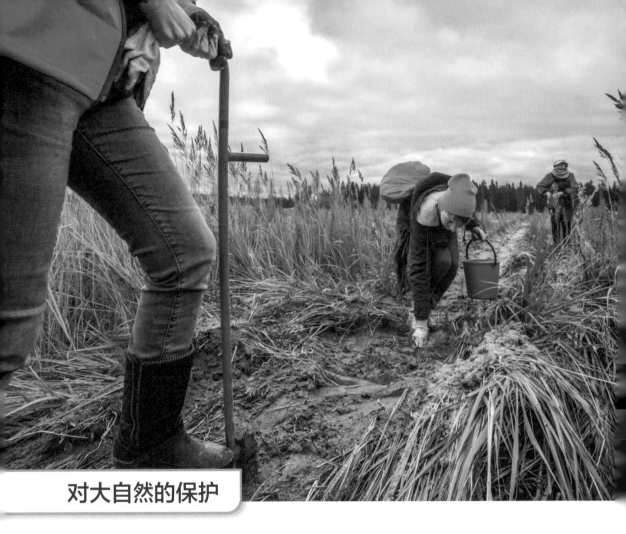

对大自然的保护

对大自然的保护是人们为防止自然界中宝贵的物种灭绝，针对自然界和自然资源采取的一种行动。

一般来说，人们认可自然资源不应该被用尽或者被浪费，但是一些人可能会对为特定地区制订好的保护计划有不同的观点。人们经常会纠结到底该如何正确地平衡环境利益和经济利益之间的矛盾。比如，科学家认为一个自然栖息地应该被保护起来，但是他们在如何利用该地区的问题上存在分歧。例如，人们在去公园放松的时候，绝对不想听到有人使用雪地摩托或机动车的声音；正在自然公园中观赏鸟或者正在徒步旅行的人也绝对不想看到有人正在合法地狩猎。

生物学家保护大自然的一个主要任务

保护工作可以是多种多样的，比如，帮助濒临灭绝的动物在它们的自然栖息地更好地生存，或者教育人们如何做才是对环境更负责的做法。

就是解决这些冲突。环保主义者认为，保护土地、水及其中的生物很重要。但是，有的时候，保护自然栖息地最佳的方式恰恰是限制游客的数量，以让生态系统能够不超负荷地运行。

生物学家在制订保护计划时会考虑一些基本原则。第一个原则是，进化是任何生命系统最基本的过程。自然生态系统中的所有物种都会对环境的变化做出相应的反应。因此，在制订保护计划的时候必须考虑物种在既往变化中做出了何种反应。在制订涉及适应性改变及管理自然栖息地的长期保护计划时，需要考虑各种生物在既往进化过程中

保护是如何开始的

人们早已意识到自然资源是有限的，并且会被像砍伐森林、建设城市和建造工厂这样的活动消耗殆尽。19世纪，作家亨利·戴维·梭罗（1817—1862年）提出了一种对自然和谐欣赏、与自然共存的理论。同一时间，自然学家约翰·缪尔（1838—1914年）帮助建立了塞拉俱乐部，鼓励人们享受、了解和保护自然环境。他的努力促成了几个国家公园的建立。

护林员吉福德·平肖（1865—1946年）则倡导节约资源的理论。基于经济和商业利益的平衡，平肖认为，自然资源应该被用来生产供人类使用的材料。这种观点使市场机制被纳入了保护计划中，以维持木材生产、采矿、狩猎、捕鱼与自然栖息地和野生动物保护的平衡。

土地保护最科学的理论是大地伦理，由奥尔多·利奥波德（1887—1948年）于20世纪早期提出。利奥波德认为，自然生态系统是复杂的、相互交织的部分。如今，大多数从事自然环境保护项目的科学家支持这些观点。现代保护方法基本上结合了上述三种基本理论。

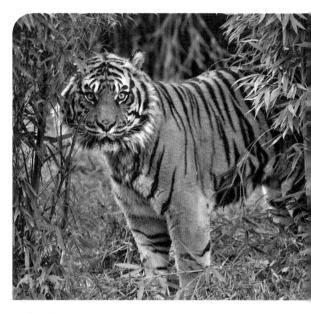

世界上老虎的数量正在下降，一些品种的老虎已经被列为严重濒危物种。国际法也要求保护那些濒危的野生动物。

物种的保护计划应该基于物种的类型和它们的种群水平在一段时间内不断地进化和变化这样一种理念。例如，如果海狸进入一条小溪，它们通常会建造水坝，之后池塘便会形成，这样就可以吸引涉禽等物种。然而，河流水流量的减少也可能导致其他物种（如蝾螈等）的减少。

表现出的行为方式上的差异。比如，许多昆虫、小型哺乳动物和天然牧草的寿命通常不超过一年，而淡水龟、陆龟和橡树则需要好几年才能成熟并产生后代。

第二个原则是，环境总会随着天气、季节和物种间的相互作用等因素变化。生物学家并不期望一个地区物种的分布模式和数量总保持不变。这一原则与早期认为大自然总处于动态平衡中的理念相违背。

盖亚假说

20世纪60年代，英国科学家詹姆斯·洛夫洛克发表了盖亚假说。该假说认为，地球上包括人类在内的所有物种，以及地球上的海洋、大气和陆地都处于平衡状态。该假说也认为，生物界作为一个超级有机体，维持着世界范围内的生态平衡。然而，并非所有科学家都认可该假说。

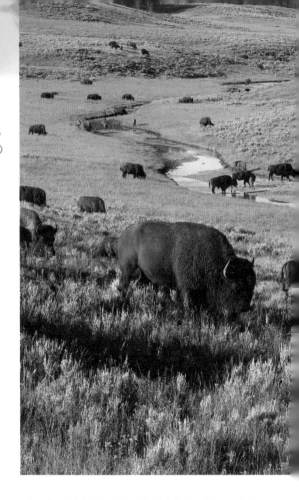

美洲野牛

数以百万计的美洲野牛曾经随意地漫步于北美辽阔的草原上。美洲原住民以它们为食。1830年，政府开始捕杀野牛，并试图控制美洲原住民。到1900年，这些野牛只剩下不到1000头。经过环保主义者的努力保护，现在，野牛的数量又增长到了50万。

最后一个原则与人类社会有关。人类的需求和偏好很容易导致冲突和分歧。在某些情况下，制订保护计划时，生物学家必须考虑本地原有居民的需要或欲望。例如，澳大利亚保护自然栖息地的计划就涵盖了澳大利亚土著的态度和感受。同时，国际捕鲸委员会对猎杀北极露脊鲸及其他物种设置了配额，这使得阿拉斯加因纽特人和俄罗斯楚科特卡的原住民可以延续他们狩猎北极露脊鲸的传统。

生态保护区

生物多样性和生态系统面临的最大威胁之一就是人类对自然栖息地的破坏。生态保护区的建立便成了一项切实可行的生态保护计划。因此，为了保护物种免受人类活动的影响，并使它们能够在这些地区更好地生活，许多国家把陆地、淡水、海岸和海洋栖息地保护起来作为国家公园和野生动物保护区。目前最成功的保护方法之一就是将自然土地划为国家公园。美国西部的黄石国家公园于1872年建立，是世界上最早的国家公园。1879年建于澳大利亚悉尼附近的皇家国家公园是第二个国家公园。非洲、欧洲、亚洲的许多国家也采用了国家公园的保护理念，所以，现在全世界有许多自然栖息地正在被保护起来。

海洋的保护

世界范围内的海洋哺乳动物保护计划非常重要。1946年，国际捕鲸委员会成立，旨在保护鲸不被过度捕杀，并且保持"商业鲸"的最佳数量水平。这样，捕鲸行为就可以继续下去，而不至于导致鲸灭绝。然而，挪威和日本这两个一直在捕杀鲸的国家对此表示反对。他们已经多次超过允许的捕捞配额。

"公路杀手"

在大多数国家，自然栖息地的丧失是动物面临的最大威胁之一。导致自然栖息地丧失的最主要原因就是高速公路。对某一

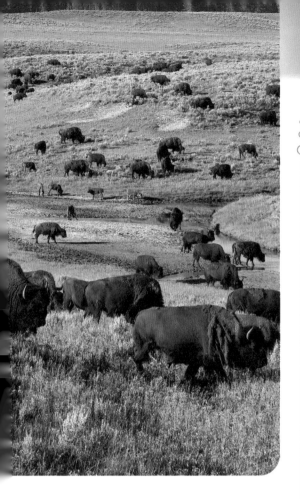

图中的黄石国家公园是美国怀俄明州、蒙大拿州和爱达荷州的一个自然保护区。

地区公路上被车撞死的动物数量的统计结果显示，在美国，每天大约有100万只动物死于"公路杀手"，特别是在高速公路刚建成时。这一惊人的数字让环保主义者意识到，让人们有意识地拯救更多动物是多么的迫切和重要。

圈养繁殖项目

当一个物种濒临灭绝时，人们就会将它们圈养起来。目前进行的许多圈养繁殖计划取得了成功，甚至包括最难圈养繁殖的游隼。在20世纪50年代和60年代，许多农民使用杀虫剂来提高作物产量，但是这些化学物质在食物链顶端的许多野生动物体中不断累积。由于以受污染的猎物为食，因此游隼

的蛋壳变得非常脆弱，游隼幼崽的存活率下降，导致它们的数量急剧下降。1970年，美国西部和欧洲开始了一项游隼圈养繁殖计划。1974年，人们将第一只圈养的游隼放回了野外。这个项目非常成功，现在，很多游隼已经回到了它们曾经生活的地方，并成功繁殖。

尽管有些动物园和其他地方的一些濒危物种已经成功繁殖并被放归野外，但这些计划也有着严重的问题。濒危物种的过度捕猎、环境的污染或自然栖息地的破坏在很多情况下仍然存在。除非自然栖息地本身也被保护起来，否则仅仅把这些圈养繁殖的动物放生到有问题的自然栖息地中是不可能有结果的。我们需要有更详细的保护计划来防止人类对自然资源的过度开发和破坏，否则即使很少的人进入这些自然栖息地，也会给相关的物种带来灭顶之灾。

试一试

后院栖息地

保护计划最基本的原则是，更多的自然栖息地就意味着有更多的野生动物。大量的保护区往往只是保护计划的一小部分。我们可以在自家后院建立一个小范围保护区，并观察这种保护的积极影响。

为了建立和维持这样一个后院栖息地，我们需要四样最基本的东西——食物、水、庇护所和动物繁殖的场所。此外，我们还需要灌木丛、其他树木及空旷场所混合的地方，这样就建成了一个生态健康和多样性丰富的后院栖息地。不久之后你就会发现，即便是这样一个迷你的栖息地，也可以完整地展现保护区的重要性。

一些生物学家认为，早期的探险家和遍布各地的定居者导致了无数容易被捕食的动物物种的快速减少。毛利人及波利尼西亚的移民在新西兰杀死了一种叫作"恐鸟"的鸟。这种鸟不会飞，站起来可以达到3米高，是迄今为止我们知道的最大的鸟之一。它们不知道如何躲避猎人的猎杀，也没有相应的防御措施，因此也无法逃离这个危险的

蠵龟被列入世界自然保护联盟濒危物种红色名录。很多海龟被渔网缠住，无法呼吸，最后被淹死。人类频繁建造大型码头及疏通河道，造成了自然栖息地被严重破坏，并导致了种群数量的急剧下降。

海龟面临的风险

海龟正面临灭绝的风险。造成这种情况的原因有很多，其中包括人类的活动对它们的繁殖造成的干扰。比如，有人收集并食用在海滩上发现的海龟蛋，还有人甚至将成年海龟做成海龟汤。近些年，澳大利亚引进的赤狐以海龟的巢为食，这无疑加速了海龟的灭绝。尽管各个国家已经出台了一些法律来保护海龟，但它们的数量依然很少。在一些地方，人们将海龟蛋带到室内孵化，然后再将孵出的小海龟放回大海。也许这种措施可以防止海龟的灭绝。

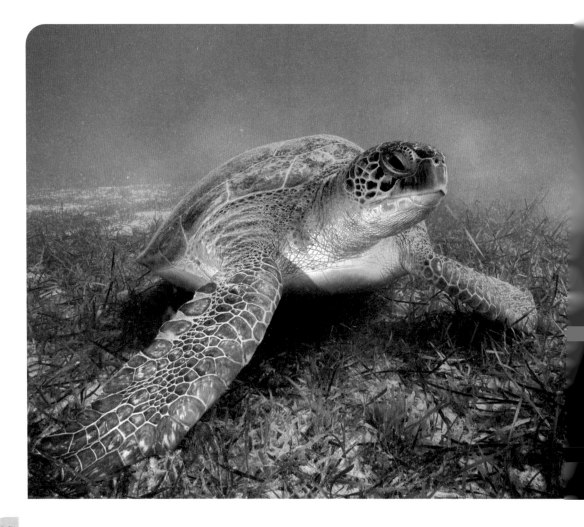

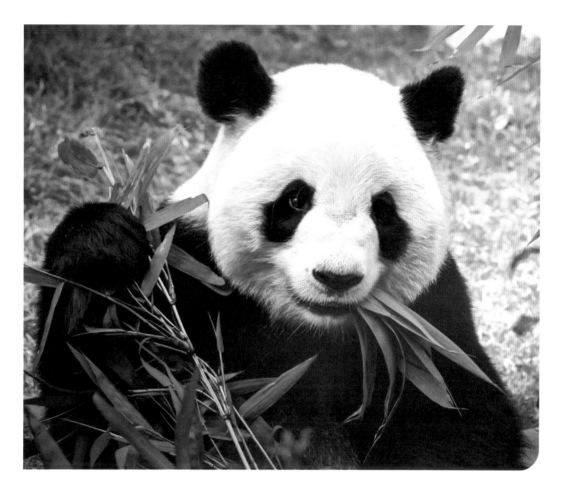

地方。终于，在100年后，大多数种类的恐鸟灭绝了。

对大熊猫的保护

科学家们在保护大熊猫的过程中认识到了建立自然保护区的重要影响。他们发现，1975年建立自然保护区以来，大熊猫自然栖息地的质量明显变差，而且面积也显著地下降了。保护区内人口的快速增长加快了当地旅游业的发展。在经济发展的同时，保护区内的大量树木被砍伐，也修建了许多的道路，这些都可能是大熊猫自然栖息地被破坏的主要原因。因此，科学家强调了一个原则，即有效的野生动物保护计划必须始终

大熊猫以竹笋为食。自然栖息地的破坏是大熊猫数量减少的主要原因之一。直到现在，大熊猫的数量依然在减少中。

考虑人的因素。保护计划要想获得永久性的成功，就必须始终尽可能地限制人类的需求和活动。

科学词汇

圈养繁殖：将野生动物圈养起来，并在人类的保护下增加其数量的过程。

盖亚假说：生命与环境的相互作用能使地球适合生命持续的生存与发展。

Books

Al-Khalili, Jim and McFadden, J. *Life on the Edge: The Coming of Age of Quantum Biology*. London: Black Swan, 2015.

Anders, M. *DNA, Genes, and Chromosomes (Genetics)*. Mankato, Mn: Capstone Press, 2019.

Brunelle, L. (ed). *Protists and Fungi*. Milwaukee, WI: Gareth Stevens Publishing, 2003.

Campbell, Neil A, Urry Lisa A, et el. *Biology: A Global Approach, Global Edition*. London: Pearson Education, 2017.

Dawkins, R. *The Blind Watchmaker: Why the Evidence of Evolution Reveals a Universe without Design*. New York: W. W. Norton, 1996.

Day, T. *Routes of Science: Genetics*. San Diego, CA: Blackbirch Press, 2004.

Howard, J. *Darwin: A Very Short Introduction*. New York: Oxford University Press, 2001.

Latham, D. *Ecology*. Chicago, IL: Heinemann-Raintree, 2009.

Llewellyn, C. *The Big Book of Bones*. New York: Peter Bedrick Books, 1998.

Loxton, D. *Evolution: How We and All Living Things Came to Be*. Toronto, CA: Kids Can Press, 2010.

Morgan, B. (ed). *Biomes Atlases*. Chicago, IL: Raintree, 2010.

Parker, S. *In Your Genes: Genetics and Reproduction*. Chicago, IL: Heinemann-Raintree, 2007.

Séquin, Margareta. *The Chemistry of Plants and Insects: Plants, Bugs, and Molecules*. London: Royal Society of Chemistry, 2017.

Sneddon, R. *Cells and Life: Cell Division and Genetics*. Chicago, IL: Heinemann library, 2002.

Ward, B. R. *Microscopic Life in Your Body*. North Mankato, MN: Smart Apple Media, 2004.